U0273943

中国中医药出版社

·北 京·

图书在版编目（CIP）数据

青囊辑便 /（清）安怀堂主人辑；（澳）吴本豪，（澳）李凤荣，殷世鹏整理 . —北京：中国中医药出版社，2020.4

ISBN 978 – 7 – 5132 – 5936 – 1

Ⅰ . ①青… Ⅱ . ①安… ②吴… ③李… ④殷… Ⅲ . ①方书－中国－清代 Ⅳ . ① R289.349

中国版本图书馆 CIP 数据核字（2019）第 279161 号

中国中医药出版社出版

北京经济技术开发区科创十三街 31 号院二区 8 号楼

邮政编码 100176

传真 010-64405750

三河市同力彩印有限公司印刷

各地新华书店经销

开本 880×1230 1/32 印张 9.25 彩插 0.25 字数 202 千字

2020 年 4 月第 1 版 2020 年 4 月第 1 次印刷

书号 ISBN 978 – 7 – 5132 – 5936– 1

定价 68.00 元

网址 www.cptcm.com

社 长 热 线 010-64405720

购 书 热 线 010-89535836

维 权 打 假 010-64405753

微信服务号 zgzyycbs

微商城网址 https://kdt.im/LIdUGr

官 方 微 博 http://e.weibo.com/cptcm

天猫旗舰店网址 https://zgzyycbs.tmall.com

如有印装质量问题请与本社出版部联系（010-64405510）

| 作者简介 |

　　吴本豪（BEN HAO WU），澳大利亚注册中医师，1958年出生于沪上杏林世家，自幼跟随祖父学习中医，甫及冠，悬壶沪上，疗效即甚高。及长，旅居澳洲，设医馆以济世，大力弘扬祖国医学。吴君临证时因疗效卓著，尤其对于肿瘤之症，应手辄起，多获良效，深得当地中外人士盛赞。先后发表多篇学术论文，并出版了《简明中医学》《简明针灸学》两部专著。

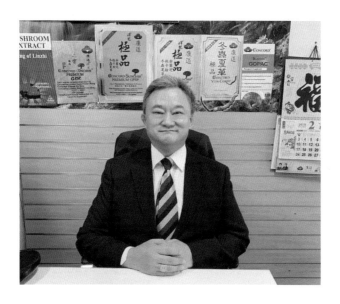

｜序｜

岁丁亥，余膺甘肃省图书馆之聘，为之鉴定尘封数十年之藏书，约有四十箱，其中不乏善本。寒暑更易，历时近二载，得孤、善本十之二三，就中尤以道光二十六年丙午安怀堂主人序刊本之《青囊辑便》为最。据《中国中医古籍总目》所收全国一百三十余家图书馆均无此书入藏，当属孤本。遂与中国医学科学院老友薛清录先生联系，建议将此书收入《中医古籍孤本大全》中，蒙采纳，于二零一五年由中医古籍出版社影印出版。

考安怀堂主人，初不知其姓氏，据陕西贺信萍道长考证，可能是晚清川南自贡地区为抵御太平天国农民运动而建的三多寨中的安怀堂，其主人名刘臣举，祖籍江西彭城，为汉高祖刘邦后裔，出身名门，诗书传家，家业殷实，有一义子，即戊戌维新变法六君子之一的刘光第。据此，刊刻此书者当属刘氏。

本书分内、外、妇、儿四种，列有七十余门，所收方剂，大多简便易行，切实可用。翔云仁弟，有鉴于此，乃将此书推荐于澳洲吴本豪先生，请其加以标点，酌加注释，翔云则与医学博士李凤荣女士共同合作而成。

本豪先生，幼承家学，事业有成，余尝见其大作《简明中医学》与《简明针灸学》二书，此书告成，鼎足而三，其嘉惠后

学，岂浅鲜哉，厥功不为不伟。书成，问序于余，余乐观其成，
喜而为之序。

公元二零一八年岁次戊戌大寒日增莽老人张绍重①识于古金
城之洴澼绬斋，时年八十有九

---

① 张绍重：男，1930 年生于北京，甘肃中医药大学研究馆员，甘肃省文史研究馆馆员，
甘肃省古籍保护专家委员会委员。张绍重先生幼承庭训，熟读经史辞赋，兼习书法，后
师从"北平四大名医"之汪逢春、萧龙友两先生习岐黄之术，兼攻中医医史文献。

| 整理说明 |

《青囊辑便》不分卷，清安怀堂主人辑，清道光二十六年（1846）刻本，现藏于甘肃省图书馆。考安怀堂，似取自成语"老安少怀"之意。本书为方书类著作，分为内、外、女、幼四科，列有七十七门，门下列有若干病证，病证之下辑录方剂，每方皆标明辑录古医籍书名简称。

本书特色有二。其一，誉名青囊，精选验方。"青囊"一词专指古代医家存放医书的布袋青囊，故又借用来指代中医。后人每以青囊作典而喻作医道。安怀堂主人正是以此情怀，选集汇编历代名方，借此青囊一帙以酬济世活人之志。其二，传信适用，备急检阅。本书所选方剂从所注出处来看，历代大型医方书中的医方是该书的重要来源，有《备急千金要方》《外台秘要》《太平圣惠方》等。其次是元明时期的众多医方和少量的本草著作，例如《丹溪心法》《泰定养生主论》《寿世保元》《摄生众妙方》《寿域神方》等。其中有一些医书很少见诸引用，例如《邓笔峰方》《谈野翁方》《宋东园方》等，属于今已散佚的医书。这些散佚医方书的资料是该书很有价值的一部分内容。

本书所引方剂均注明出处，用以征信，在方剂学发展历史上，这一现象称之为"传信方"。"传信"，也就是把自己确信的东西转告给他人，用在医方书，表示此书中医方的可靠可信。正如原序所说"与偏僻穷乏公之，益为仓促无知医者，进一策"，以作临证备急参考之用。

本书所收方剂简便易得。书中极少有药味众多的方剂，也不收一般医方书多见的丸散成药，绝大多数方剂药仅数味，单味药方占了较大的比例。所用药品率多寻常易得之品，不仅方便了医家和病家的使用，而且对研究药物的功效具有重要的意义。

该书自刊行以来，未见于书目记载，书中精选的实用而简便良方，对中医临床大有裨益。有些方剂出于已经亡佚的古医书，对于保存先贤治疗经验和将来文献的辑佚与校勘具有一定的意义。

《青囊辑便外一种》，原名《外科精效秘方》，主要论述中医外科疮疡、痈疽诸病的诊断与治疗。全书有方有法，说理透彻，所载药方简明实用，所用药味寻常可得，亦为难得之医学佳作。该书原为"北平四大名医"萧龙友先生旧藏抄清稿本，萧龙友先生阅及此书后，甚为称赞，于封面题识曰："此抄本虽属寻常所用，然药物不奇，易于备办，颇能应急，可宝也！"萧龙友先生晚年将此秘本赠予亲传弟子张绍重先生。

张绍重先生闻及我三人欲将《青囊辑便》点校出版，欣然作序，并言："萧龙友先生评价《外科精效秘方》一书，虽寥寥数语，但其内涵与《青囊辑便》初衷暗合，可与《青囊辑便》合璧出版，亦为医林之一助耳！"今特将两书精心校注，合璧出版，以广流传。

对本书的整理，主要采取以下方法：

1.将底本繁体竖排改为简体横排，并以现代标点符号进行标点。底本中代表前文的"右"字，改为"上"字；代表后文的"左"字，改为"下"字。

2.底本中异体字、俗写字予以径改，通假字出校说明，难字、生僻字酌加注释。

3.底本中药名因俗写而产生的异名予以径改，如荸脐改为荸荠，苦壶卢改为苦葫芦，兔丝子改为菟丝子。

4.凡底本中有明显误脱衍倒之处，信而有征者，予以改正，并出校说明，误确切证据者，出校存疑。

5.为便于读者阅读与理解，对书中药物炮制要求、剂量规格及条文出处书名，做小字处理。

6.《青囊辑便》每方皆标明辑录古医籍书名简称，特对照写出原书全称，做为附录，以便阅读。

7.《青囊辑便外一种》即《外科精效秘方》，为保持原貌，书中插图原样影印。

吴本豪

2020年1月

原　序

　　疾远觅灵丹，强寒素之家，力求珍品，是侈谈功效无济也。余旧藏有《急救》一书，广集群方，分治百病，其间载列，大备而取用不繁。因就原本再加删裁，益归简易。颜之曰：《青囊辑便》所愿与乡僻穷乏公之益为仓猝无知医者进一策，为夫病非所病，时非其时，则海内不少名医，古来尽多方术，请博采而详择之可矣。

道光丙午长至月安怀堂主人题

| 目　录 |

内科

风痰诸中 中风 中痰 暗风 中气 血厥

中风

中风，猝然倒扑，痰盛口禁，牙紧目闭。辽细辛、猪牙皂角各五分，麝香三厘，为细末，纸捻蘸药搐鼻，得嚏即醒。《急救》

半夏末少许，吹鼻，效。《寿世》

牙关紧急。白矾、盐花等分，擦牙，涎出即开。《集简》

卒中不语。苦酒煮白芥子，敷颈一周，帛包一昼夜，瘥。《保元》

舌大不能言。青黛、硼砂各二钱，冰片、牛黄各三分，南薄荷叶三钱，为细末，先以蜜水洗舌上，后用姜汁擦之，将药蜜水调稀，搽舌。《保元》

口噤。荆芥穗为末，酒服二钱，立愈。《总录》

口噤，不知人事。白术四两，酒三升，煮一升，顿服。《千金》

口噤，身冷不知人事。独活四两，好酒一升，煎半升，服。《千金》

失音。用韭菜灌，或以白僵蚕末酒服。《保元》

风湿瘫痪，半身不遂或手足麻木，不知痛痒。水红花秋后采，连苗、花、实，剉碎阴干，煎浓汁，乘热熏洗，一日二三次，再用热

酒和花汁饮，取汗出为度，数日自愈，屡验。《急救》

手足拘挛不伸。牙皂、木香_{等分}，水煎，一服立效。《保元》

乌荆丸，治诸风纵缓，言语謇涩，遍身麻痛，皮肤瘙痒及妇人血风，头痛目眩，肠风脏毒，下血不止者，服之尤效。有痛风挛搐，颐颔不收者，服六七服即瘥。川乌头_{炮，去皮、脐，一两}，荆芥穗_{二两}，为末，醋打糊丸梧子大，温酒或白汤下二十丸。《和济》

紫萍一粒丹，治左瘫右痪，三十六种风，偏正头风，口眼㖞斜，大风癞风，一切无名风及脚气，并打扑伤折或胎孕有伤，服过百粒即为全人。紫背浮萍_{晒干}，为细末，炼蜜丸弹子大，每服一丸，豆淋酒化下[①]，汗出即愈。《纲目》

正颜丹，治口眼㖞斜。白芷、独活、薄荷_{等分}，为末，蜜丸弹子大，每服一丸，细嚼茶清下。《保元》

中风，口眼㖞斜。瓜蒌绞汁和大麦面做饼，炙热熨之，正便止，勿太过。《圣惠》

天南星_生，研为末，取自然姜汁调之，左㖞贴右，右㖞贴左，即正。《仁存》

蓖麻子仁_{七七粒}[②]，研作饼，右㖞安左手心，左㖞安右手心，却以铜盂盛热水坐药上，冷即更换，五六次即止。《良方》

新石灰_{醋炒}，调如泥，右涂左，左涂右，立便牵正。《衍义》

---

① 豆淋酒化下：将黑豆炒焦，以酒淋之；或大豆炒半熟，粗捣、筛、蒸，放入盆中，以酒淋之，去滓。功能为破血祛风。主治男子中风口歪，阴毒腹痛及小便尿血，妇人产后一切中风诸病，以及金疮中风、角弓反张、口噤不开。

② 七七粒：四十九粒。

中痰

中风痰厥，四肢不收，气闭膈塞。白矾一两，猪牙皂角五钱，为末，温水服一钱，吐痰效。《师古》

痰迷心窍，舌不能言。南星一两，防风五钱，为细末，面糊丸梧子大，每服姜汤下五十丸。《保元》

立效散，治一切风痰，危急喉闭，汤水不下，一服立解。胆矾一钱，木香三钱，麝香一分，葱汁调，斡口灌即苏。《急救》

痰厥气绝，心头尚温者。千年石灰一合，水一盏煎滚，去清水，再用一盏煎极滚，澄清灌之，少顷痰下，自愈。《集元》

痰中欲绝，大茶子①一颗，糯米七粒，为细末，少许吹鼻，吐出稠痰即醒②。

暗风

暗风痫疾，山慈菇一个，以茶酒研如泥，日中时用茶调下即卧，良久吐出鸡子大物，永不发，如不吐，以热茶投之。《奇妙》

化痰丸，治风痰痫病。生白矾一两，细茶五钱，为末，炼蜜丸梧子大，一岁③十丸，大人五十丸，茶下，痰自大便出，断病根。《笔峰》

---

① 大茶子：为山茶科植物茶的果实。《本草纲目》载："治喘急咳嗽，去痰垢。"

② 痰中欲绝……吐出稠痰即醒：原书方源出处缺如，疑为《遵生八笺》之"吹鼻散"。

③ 一岁：一岁婴孩，每服十丸。

暗风痫疾，忽然扑地，不知人事，良久方醒。蛇黄^①火煅，醋淬七次，为末，每酒调服二钱，数服即愈，年深者亦效。《得效》

遂心丹，治风痰迷心，癫痫及妇人心疯血邪。用甘遂二钱为末，以猪心取三管血和药，入猪心内，缚定，纸裹煨热取末，入辰砂末一钱，分作四丸，每服一丸。将心煎汤下，大便下恶物效，不下再服。《济生》

中气

中气不省，闭目不语，如中风状。木香为末，冬瓜子煎汤，灌下三钱，痰盛者加竹沥、姜汁。《济生》

血厥

血厥者，无疾忽死，目闭口噤或微知人事，眩晕，移时方寤，亦名郁冒。出汗过多，血少，阳气独上，气塞不行，故身如死；气过血还，阴阳复通，故移时方寤，妇人尤多此证。白薇、当归各一两，人参半两，甘草一钱半，每服五钱^②，水二盏，煎一盏，温服。《本事》

---

① 蛇黄：古人认为是生于蛇腹中之物，或以为是蛇蛰伏时口含之物，有安神镇惊、止血定痛之功效。又称蛇含石。

② 每服五钱：上药共为细末，每用取五钱。

痨 怯

男妇痨瘵，腰腿疼痛，咳嗽吐痰，七日见效。九月经霜桑叶_{阴干，一斤}，红枣_{去皮核，一斤}，无灰酒①_{五斤}，浸入坛内，悬煮文武火二炷香，空心服三小盅。《海上》

虚劳寒热，肢体倦痛，不拘男妇。八九月青蒿成实时采之，去枝梗，以童便浸三日，晒干为末，每服二钱，乌梅一个，煎汤服。《灵苑》

咳嗽唾血，劳瘦骨蒸，日晚寒热。生地黄汁_{三合}，煮白粥临熟入地黄汁搅匀，空心服之。《食医心镜》

传尸痨瘵。王瓜②_焙，为末，每酒服一钱。《十药神书》

男女一应痨怯，但有脉，脉有神者无不效。用上好箭头砂_{一两}，旧坑明雄黄_{五钱}，如无，单用朱砂亦可，为细末，单层棉纸包固，选未经行童女一个，将药贴放女子脐内，汗巾拴缚，一周时取下，称药比前多重三钱，余者更妙，即拴病人脐上，先备人乳十余碗，候病者口干发燥，与乳饮之，渴止乳亦止，然后解下脐上之药，其病自去，再用补剂，十人九活。《急救》

---

① 无灰酒：不放石灰的酒。古人在酒内加石灰以防酒酸，但能聚痰，所以药用须是无灰酒。
② 王瓜：为栝楼属多年生草质藤本植物，生于山坡疏林中或灌丛中等处。果实、种子、根均可供药用，王瓜具有清热、生津、化瘀、通乳之功效。

传尸痨病，背脊内必然有虫。取鸽粪三五合，炒极热，布包，从尾闾起擦背脊，上至大椎，又从大椎擦背脊，下至尾闾，如此上下数十遍，冷则易之。日擦十余次，夜擦五六次，三日内外，长擦，其虫必死，服药可愈。《急救》

五种尸注，飞尸者，游走皮肤，洞穿脏腑，每发刺痛，变动不常也。遁尸者，附骨入肉，攻凿血脉，每发不可见死尸，闻哀哭便作也。风尸者，淫跃四末，不知痛之所在，每发恍惚，得风雪便作也。沉尸者，缠结脏腑，冲引心胁，每发绞切，遇寒冷便作也。尸注者，举身沉重，精神错杂，常觉昏废，每节气至则大作也。并是身中尸鬼，引接外邪，宜用忍冬茎叶 [①] 剉数斛，煮取浓汁煎稠，每服鸡子大许，温酒化下，一日二三服。《肘后》

痨怯。用桑叶捣汁，和童便煎熬，露至五更时服之，被盖暖一睡而起，频服取效，此神方也。《急救》

鼓胀 食积 血胀 气胀 水肿

食积

草灵丹治鼓胀。四五月黄牛粪阴干后，微火炒黄香，为末，每

---

① 忍冬茎叶：金银花藤及叶。

服一两，煎半时，滤清服之，不过三服全效，临危亦可回生。《急救》

遍身浮肿。出过子萝卜、浮麦等分，浸汤饮之。《圣济》

脾积黄肿。绿矾四两，百草霜、五倍子各一两，木香一钱，为末，酒煎，飞面丸梧子大，每服五丸，空心酒送下。《简便》

血胀

血积黄肿。小麦淘净，一斤，皂矾半斤，同炒黄为末，黑枣肉半斤，捣匀，米醋打糊丸梧子大，每姜汤下八九十丸，一日三服。《简便》

妇人血黄。用黄茄子竹刀切，阴干，为末，每服二钱，温酒下。《摘元》

气胀

气胀气蛊。萝卜子研，以水滤汁，浸缩砂一两，一夜，炒干又浸又晒，凡七次，为末，每米饮服一钱，神验立效。《集验》

皮硝四两，黑糖四两，入大碗内，水炖①数滚，澄清取滓，滚黄酒冲服，照量大小，多饮为妙，至重者不过一服。《急救》

牛郎丸，治气筑奔冲不可忍，兼追虫取积，亦消水肿。黑牵牛五钱，炒槟榔二钱半，为末，每服一钱，紫苏汤下，虫积及水肿酒下。《普济》

---

① 炖：原作"顿"，据文义改。

水肿

风水身肿欲裂。鼠粘子_{二两}，炒研，为末，每温水服二钱，日三服。《圣惠》

大腹水肿，小便不利。苍耳子灰、葶苈末_{等分}，水下二钱，日二服①。《千金》

禹功散，治诸水饮病。黑牵牛_{头末四两}，茴香_{一两}，炒，为末，每服一二钱，生姜自然汁调下，当转下气也。《儒门》

气虚水肿，浮胀垂危者。大蒜_{十个}，捣如泥，入蛤粉为丸，梧子大，每食前白汤下二十丸，小便下数桶即愈，若虚不升降，即以大蒜_{一枚}，每瓣切开，逐瓣纳入茴香_{七粒}，纸湿裹煨熟，烂嚼，白汤下，不拘多少。如下不止，即以丁香照茴香法煨服，每瓣用三粒。《普济》

丹方奇术，专治腹中肿胀，不服药自去水。生硫黄一钱、真水银粉_{二钱}，净巴豆仁_{去油，四两}，共碾成饼，以新绵纸层铺脐上，次将药饼当脐掩住，外用帛拴，如人行二三里时，自然泻下恶水，三五日去药，以粥补之。久患者隔日取水，一饼可救二三十人，秘之，加麝香更妙。《急救》

水肿面浮。甘遂_{一钱}，为末，猪腰子_{一枚}，切为七片，将遂末匀掺于内，外以纸裹，水湿煨熟，食至五片，觉腹鸣，二便自利，作一服食尽。《急救》

水肿。用黑豆_{煮去皮}，焙干为末，米饮调服二钱。《保元》

---

① 服：原脱，据文义补。

水蛊腹大。恶实① 微炒，一两，为末，面糊丸梧子大，每米饮下十丸。《张文仲方》

水蛊，腹大有声而皮色黑者，山豆根末，酒服二钱。《圣惠》

金枣仙方治肿胀。红芽大戟一斤，红枣三斤，水煮一日夜，去戟用枣，晒干，食之立消。《保元》

粟米、绿豆各一抄，猪肝一叶，切碎，三味煮作粥食，至重不过五次，其肿自消，切忌气恼生冷。《保元》

黄胖病肿。黄米六十粒，甜瓜蒂焙干，研末，加小红豆十二粒，男左女右，用力吹入鼻孔内，各窍出黄水愈，未效再吹如法，见水即愈。《急救》

｜噎膈反胃｜

梁上尘② 、黑驴尿，调服。《集简》

白矾、硫黄各二两，铫内烧过。入朱砂一分，为末，麦糊丸小豆大，姜汤下十五丸。《普济》

茅根、芦根各二两，水四升，煮二升顿服，得下良。《圣济》

豨莶草焙，为末，蜜丸梧子大，每沸汤下五十丸。《百一选方》

大雪梨一个，以丁香十五粒，刺入梨内，湿纸包裹四五重，煨

---

① 恶实：牛蒡子。

② 梁上尘：指梁上的倒挂尘，亦名乌龙尾、烟珠。

熟食之。《圣济》

干柿_{三枚}，连蒂捣烂，酒服甚效，切勿以他药杂之。《食疗》

甘露汤，干饧糟①_{六两}，生姜_{四两}，二味同捣作饼，或焙或晒，入炙甘草末_{二两}，每服二钱，盐汤送下，服此利胸膈，养脾胃，止呕吐，进饮食，切勿忽之。《澹寮》

萝卜_{蜜煎浸}，细细嚼咽良。《普济》

芦根_{五两}，剉，以水三大盏，煮至一盏，去滓温服。《金匮玉函》

威灵仙_{一把}，醋、蜜各半盏，煎五分服之，吐出宿痰愈。《经验》

反胃吐痰，柳树蕈②_{五七个}，煎服即愈。《活人心统》

白玉散，治膈气疼痛，用壁上陈白螺蛳壳_烧，研，每服一钱酒下。《孙氏》

---

① 干饧糟：为制饴糖后所余之渣滓，经晒干而成。《本草纲目》载："治反胃吐食，暖脾胃，化饮食，益气缓中。"又名干糖糟。

② 柳树蕈：生长在柳树上的菌类植物，伞状，可食。

| **血症** 吐血 衄血 齿血 肺血 舌血 诸血 |

吐血

吐血不止，荆芥连根洗，捣汁半盏服，或用干穗为末，生地黄汁调服二钱。《经验》

白鸡冠花醋浸，煮七次，为末，每服二钱，热酒下。《经验》

芦荻外皮，烧灰勿令白，为末，入蚌粉少许，研匀，麦门冬汤服一二钱，三服可救一人。《圣惠》

嫩荷叶七个，擂水服甚妙。《圣济》

木耳、槐花各一两，为末，井水调服三钱。《急救》

山茶花焙干，为末，每酒调服三钱。《效验》

柳絮焙，研，米饮服一钱。《经验》

经霜败荷叶、生蒲黄等分，为末，每服三钱，桑白皮煎汤或麦门冬汤调下。《圣济》

锅底墨①，炒过研细，井华水②服二钱，连进三服。《济急》

黄芪二钱半，紫背浮萍五钱，为末，每服一钱，姜蜜和水送下。《圣济》

---

① 锅底墨：百草霜。
② 井华水：早晨第一次汲取的井泉水。古人认为此水有安神、镇静、清热、助阴等作用。

卒暴吐血。用藕节、荷蒂各七个，以蜜少许擂烂，用水二盅，煎至八分，去滓温服，或为末，丸服亦可，名为双荷散。《圣惠》

内损吐血。飞罗面①略炒，以金墨汁或藕节汁调服二钱。《医学集成》

酒色过度，口鼻出血如涌泉。荆芥烧，研，陈皮汤服二钱，不过二服。《直指》

劳心吐血。糯米五钱，莲子心七枚，为末，酒服或以墨汁作丸服之。《澹寮》

酒食伤饱，低头掬损肺脏，口鼻妄行，但声未失者。村庄百草霜末，糯米汤服二钱。或百草霜五钱，槐花末二两，茅根汤下二钱。《经验》

积热吐血。马勃为末，砂糖丸如弹子大，每服半丸，冷水化下。《袖珍》

心热吐血。生葛根捣汁，半升，顿服立瘥。《广利》

衄血

衄血不止。用麦门冬去心、生地黄各五钱，水煎服，立止。《保命集方》

服药不应。用蒜一枚，去皮，研如泥，作钱大饼子，厚一豆许，左鼻血出贴左足心，右鼻血出贴右足心，两鼻俱出俱贴之，立瘥。《简要济众》

柏叶、榴花研末，吹之。《普济》

---

① 飞罗面：指磨面时飞落下来混有尘土的面。

用新汲水，随左右洗足即止，累用有效。《圣惠》

就以所出血，调白芷末涂山根上，立止。《简便》

青蒿捣汁服之，并塞鼻，极验。《卫生》

生车前叶捣汁饮之，甚妙。《图经本草》

纸条蘸真麻油，入鼻取嚏即愈。有人一夕衄血盈盆，用此而效。《普济》

韭根、葱根_{同捣枣大}，塞入鼻中，频易两三度即止。《千金》

取葱汁入酒少许，滴鼻中，即觉血从脑散下。《胜金》

甚危者，萝卜自然汁和无灰酒饮之即止。《急救》

累医不效，栗壳_{烧存性}，研末，粥饮服二钱。《圣惠》

取千叶石榴花，研末，吹入鼻中，立效。《苏颂》

刀刮指甲细末，吹之即止，试验。《简便》

滴人乳于鼻中，立止，试之有验。《周参军方》

不止者，以纸塞住，用线扎中指根，左出扎左，右出扎右，发用梳之，去纸效。收千叶石榴花阴干塞鼻，更妙。《急救》

延胡索末，绵裹塞耳，左衄塞右，右衄塞左。《普济》

齿血

齿缝出血。苦参_{一两}，枯矾_{一钱}，为末，日三揩之。《普济》

麦门冬煎汤漱之。《宝鉴》

五倍子_{烧存性}，研末，敷之即止。《易简》

出而不止，齿牙摇动。白蒺藜末，每旦擦之。《道藏》

百草霜擦之立止。《集简》

肺血

肺病咯血。杏仁四十个，以黄蜡炒黄，研细，入青黛一钱，作饼，用柿饼一个，破开包药，湿纸裹，煨热食之取效。《丹溪》

甲乙饼治嗽出血片，涎内有血丝，不问久新，即声音哑者，一服效。青黛一分，牡蛎二钱，杏仁七粒，去皮尖，炒，研匀，用黄蜡融化和丸，捏成饼子三枚，每用干柿饼一枚，去核，入药在内，湿纸裹煨，约药溶方取出，去火毒食后细嚼，以糯米饮送下。《急救》

痰嗽带血。大柿饼饭上蒸热劈开，每用一枚，掺真青黛一钱，卧时食之，薄荷汤下。《纂要》

舌血

舌衄出血。槐花末敷之即止。《集验》

纸捻蘸蓖麻子油，烧烟熏鼻中，自止。《摘元》

诸血

诸般血病。水芦花、红花、槐花、白鸡冠花、茅花等分，水二盅，煎一盅服。《积善堂方》

九窍出血。荆芥煎酒，通口服之。《直指》

瘀血作痛。王瓜烧存性，研末，无灰酒，空心服二钱。《集简》

耳中出血。蒲黄炒黑，研末，掺入耳内。《简便》

脚缝出血。鸡内金、凤凰衣研细，各一两，泥固，火煅为末，烛油调涂，入缝内甚妙。《急救》

| 痰饮 |

痰气膈胀。砂仁捣碎，以萝卜汁浸透，焙干为末，每服一二钱，食远沸汤服。《简便》

暖胃除痰，消滞进食。肉豆蔻二个，半夏姜汁炒，五钱，木香二钱半，为末，蒸饼丸芥子大，每食后，津液下五七十丸。《普济》

停痰宿饮，喘咳呕逆，全不入食。威灵仙焙，半夏姜汁浸，焙，为末，用皂角水熬膏，丸绿豆大，每服七丸至十丸，姜汤下，一日三服，一月为验，忌茶面。《急救》

胸中痰癖，头痛不欲食。白矾一两，水二升，煮一升，纳蜜半合频服，须臾大吐。未吐，饮少热汤引之。《外台》

痰壅。用梨汁一盏，生姜汁、白蜜各半盏，南薄荷末三两，和匀，重汤煮十余沸，任意食，降痰极速。《保元》

顽痰不化。石青一两，石绿半两，并水飞为末，面糊丸，绿豆大，温水下十丸，吐去痰一二碗，不损人。《瑞竹堂方》

┃咳嗽 喘嗽 哮吼┃

喘嗽

莱菔子半升，淘净焙干，炒黄为末，以糖和丸芡子大，绵裹含之，咽汁甚妙。《胜金》

化痰降气，止咳解郁，消食除胀，有奇效。贝母去心，一两，厚朴姜制，五钱，蜜丸梧子大，白汤下五十丸。《邓笔峰方》

火嗽，化痰甚效。明矾半生半煅，山栀炒黑，等分为末，姜汁糊丸，睡时茶下二三十丸。《摘要》

久嗽不止。五味子一两，真茶四钱，晒干为末，以甘草五钱，煎膏，丸绿豆大，沸汤下三十丸，自愈。《摄生》

久嗽肺痿。涕唾痰多，骨节烦闷寒热。甘草三两，炙，捣为末，每日取小便三合，调末一钱服之。《广利》

肺热咳嗽。沙参五钱，水煎服之。《易简》

卒得咳嗽。好梨去核，捣汁一碗，入椒四十粒，煎一沸，去滓，纳黑饧①一两，候消讫，细细含咽，立定。《海上》

吐血后咳者。紫菀、五味炒，为末，蜜丸芡子大，每含化一

---

① 黑饧：指古人用麦芽或谷芽及其他辅料如糯米、秫米、琥珀等熬成的饴糖，因其颜色而有黑饧、白饧之分。

丸。《指南》

新久咳嗽，并连嗽四五十声。连皮生姜自然汁一勺，生蜜二匙，同放碗内，重汤煮一滚，温服。《急救》

嗽久，语音不出。真苏子二两，诃子三个，杏仁三十个，百药煎^①二两，为末，热酒调服二钱。《保元》

老人咳嗽，多年不愈，不能卧者。猪板油四两，蜂蜜、米糖各四两，熬化成膏时挑一匙，口中噙化，三五日嗽止。《保元》

痰咳气喘。瓜蒌二个，明矾一枣大，同烧存性，研末，以熟萝卜蘸食，药尽病除。《普济》

桔梗一两五钱，为末，用童便半升，煎四合，去滓温服。《简要》

生山药捣烂，半碗，入甘蔗汁半碗，和匀顿热饮之，立止。《简便》

好梨剜空，纳小黑豆令满，留盖合住系定，糠火煨熟，捣作饼，每日食之，至效。《摘元》

胡桃肉三颗，生姜三片，卧时嚼服，即饮汤两三呷，又嚼桃姜如前数即静卧，必愈。《普济》

哮吼

喘急欲绝。韭汁饮一升，效。《肘后》

---

① 百煎药：是由五倍子同茶叶等经发酵制成的块状物，具有润肺化痰、止血止泻、解热生津之功效。

久患嗄呷①咳嗽，喉中作声，不得眠者。取白前焙，捣，为末，每温酒服二钱。《深师》

哮喘神验。鸽粪用瓦烧红，焙成灰，研细，好酒下，立止。《急救》

哮吼。用鸡子一枚，顶开一孔，入人中白末二厘，调匀纸糊，煨熟食之，效。《急救》

二母丸，治哮喘。知母去皮毛，贝母去心，各二两，百药煎一两，为细末，乌梅肉蒸熟捣烂，为丸梧子大，每服三十丸，临卧或食后用连皮姜汤送下。《保元》

三子汤，治气喘。苏子、白芥子、莱菔子，水煎服立止。《保元》

上气咳逆。砂仁洗净，炒研，生姜连皮，等分捣烂，热酒食远泡服。《简便》

咳嗽上气。荞麦粉四两，茶末二钱，生蜜二两，水一碗，顺手搅千下饮之，良久，下气不止即愈。《儒门事亲》

老年痰火咳嗽。石膏一块，炭火煅红，淬入好烧酒内，响定取出，又煅又淬，如此七次，烧酒频换，取研细末，少加白糖拌匀，每茶匙挑服二三钱，津咽下。《周义扶方》

寒痰气喘。青橘皮一片，展开，入巴豆一个，麻扎定，火上烧存性，研末，姜汁和酒一盅呷服。天台李翰林治莫秀才，到口便止，神方也。《医说》

---

① 嗄呷：咳嗽。《诸病源候论》载："咳则气动于痰，上搏咽喉之间，痰气相击，随咳动息，呀呷有声，谓之呷咳。"

肺湿痰喘。甜葶苈炒，为末，枣肉丸服。《摘元》

五疸

黄疸、谷疸、酒疸、女劳疸、黄汗，此谓五疸。黄汗者，乃大汗出，入水所致，身体微肿，汗如黄柏汁，用生茅根一把，细切，以猪肉一斤，合作羹食。《肘后》

谷疸，因食而得；劳疸，因劳而得。用龙胆一两，苦参三两，为末，牛胆汁和丸梧子大，食前麦饮下五丸，日三服，不效稍增。劳疸加龙胆一两，栀子仁三七枚，猪胆汁和丸。《删繁》

男子酒疸。茵陈蒿四根，栀子七个，大田螺一个，连壳捣烂，以百沸白酒一大盏，冲汁饮之，秘方也。《外台》

湿热黄疸。灯草根四两，酒水各半，入瓶内煮半日，露一夜，温服。《集元》

热黄疸。萹蓄捣汁，顿服一升，多年者再服。《药性》

内热黄疸。紫花地丁末，酒服三钱。《秘韫》

黄疸变黑，医所不能治。土瓜根汁，平旦温服一小升，午刻黄水当从小便出。《肘后》

逐黄散，酒疸及小儿黄疸，眼黄脾热。青瓜蒌焙，研，每服一钱，水一盏，煎七分，卧时服，五更泻下黄物，立瘥。《普济》

黄疸初起。柳枝煮浓汁半升，顿服，当必有效。《外台》

目黄好睡。挼苍耳叶安舌下，出涎则黄自去。《藏器》

五般急黄。山豆根末，水服二钱，若带蛊气以酒下。《备急》

湿热发黄。生姜时时周身擦之，其黄自退，加茵陈尤妙。《槌法》

三十六黄。用鸡子一枚，连壳烧灰，研，醋一合，和之温服，鼻中虫出为效，身体极黄者，不过三枚即愈。《急救》

黄疸。用鸡蛋一枚，猪胆一个，调匀，不拘时服，如心翻不下，以干糕咽之，三次即愈。《济世》

取黄法：用纸一张，裁为四条，笔管卷如爆竹式，口上糊粘固，外用黄蜡一两，铁勺融化，将纸筒四围浇匀，不可使蜡入内，患人仰卧，筒套脐上，外以面作圈，护定勿倒，头上点火烧至面所，剪断另换新筒，看脐中有黄水如鸡子饼者取出，轻者四五根，重者六七根，取净黄为度。《急救》

痫黄如金，好眠吐涎。茵陈蒿、白鲜皮等分，水二盅煎，日二服。《圣惠》

| 诸积 虫积 食积 痞积 嗜积 |

香乌散，治男妇诸病。香附、乌药等分，为末，每服一二钱，饮食不进，姜枣汤下；腹中有虫，槟榔汤下；疟疾，干姜白盐汤下；头风虚肿，茶汤下；妇人冷气，米饮下；产后血攻心脾痛，童便下；妇人血海痛，男子疝气，茴香汤下。《秘韫》

奔豚气痛。薤白捣汁饮。《肘后》

男妇气痛。不拘久近，威灵仙五两，生韭根二钱半，乌药五分，好酒一盏，鸡子一个，炭火煨一宿，五更视鸡子壳软为度，去

滓温服，以干物压之，侧卧向块边，滓再煎，次日服，觉块刺痛是其验也。《摘元》

虫积

男妇小儿，追虫取积。白矾五钱，入上白馒头内，火煅矾红为度，研末，空心好酒下五分，一次见效。《急救》

寸白蛔虫。石榴根皮煎水，煮米粥食。《海上》

腹中白虫。马齿苋水煮一碗，和盐醋空心食之，极良。《食疗》

食积

伤米食积。白面一两，白酒曲二丸，炒为末，每服二匙，白汤调下，如伤肉食，山茶汤下。《简便》

食鸭肉不消。糯米泔，顿饮一盏即消。《时珍》

米谷食积。炒面末，白汤调服二钱，日三服。《经验》

痞积

腹胁痞块。雄黄、白矾各一两，为末，面糊调膏，摊贴即效，未效再摊贴，待大便如数百斤状，或如脓下即愈，秘方也。《集元》

皮硝一两，独蒜一个，大黄末八分，捣作饼，贴痞块处，以消为度。《经验》

芫叶、独蒜、穿山甲末、食盐，入好醋，捣成饼，量痞大小贴之，两炷香为度，化为脓血从大便出。《保寿堂方》

水红花或子一碗，水三碗，桑柴文武火煎成膏，量痞大小摊贴，仍以酒调膏服，忌荤腥油腻。《保寿堂方》

观音柳煎汤，露一夜，五更空心饮数次，痞积自消。《易简》

消血痞。陈刀豆壳，焙为末，好酒服一钱，加麝香五厘妙。《急救》

嗜积

黄病，爱食壁泥。用黄泥一斤，砂糖四两，同炒干，为末，黄连膏丸梧子大，空心糖汤下五六十丸。《保元》

好食茶叶。每日食榧子七枚即愈，兼治寸白虫。《简便》

好食油者。用雄黄半两，研细，水调服。《急救》

心腹诸痛 心气 心胃 冷气 郁火 蚘虫 急心 绞肠 腹痛

失笑散，治男女老少心痛、腹痛、少腹痛、小肠疝气，诸药不效者，能行能止，妊娠心痛及产后心痛、少腹痛、血气痛，尤妙。五灵脂入酒研细，澄汰去沙土，晒干，蒲黄炒焦，等分，研末，每用二三钱，先以醋二杯调末，坐汤内熬成膏，入白滚水半盏化开，连药热服，未止再服，一方以酒代醋或以醋糊丸，童便酒服。《和济》

胃脘痛。用炒盐一钱，生姜七片，水煎温服立止。《急救》

心腹痛。官桂一钱五分，白芍二钱，酒炒，甘草五分，水煎，不论寒热新久，一服立止。《保元》

心下刺痛。当归为末，酒服方寸匕。《必效》

心痛难忍。姜黄一两，官桂三两，为末，醋汤服一钱。《经验》

心痹痛。芭蕉花烧存性，盐汤点服二钱。《日华》

心气疠痛。水红花为末，热酒服二钱；又法，男用酒水各半，女用醋水各半煎服，一服立效。《摘元》

积年心痛不可忍。浓煮小蒜食饱，勿着盐，立效不发。《手集》

心脾作痛。鸡心槟榔、高良姜各一钱半，陈米百粒，同以水煎服之。《直指》

湿痰心痛。白螺蛳壳洗净，烧存性，研末，酒服方寸匕立止。《正传》

心腹恶痛。口吐清水，艾叶捣汁饮，冬月以干艾煎汁服之。《急救》

心腹腰痛。硝石、雄黄各一钱，研细末，每点少许入眦，名火龙丹。《集元》

血气攻心。痛不可忍，蓼根①洗、剉，浸酒内随饮。《斗门》

心腹胀满短气。草豆蔻一两，去皮为末，木瓜生姜汤调服半钱。《千金》

---

① 蓼根：为蓼科植物水蓼的根，具有除湿、祛风、活血、解毒之功效。

心气

诸心气痛不可忍者。明矾一两，烧枯，朱砂一钱，金箔三张，为末，每服一钱五分，轻者一钱，空心白汤调下。《邵真人方》

大马兜铃一个，灯上烧存性，为末，温酒服，不拘大小男女，立效。《简易》

绿豆二十一粒，胡椒十四粒，同研末，白汤调服即止。《圣惠》

高粱根煎汤温服。《简便》

晚蚕沙一两，滚汤泡过，滤净取清水服，即止。《瑞竹堂方》

吴茱萸一两，鸡蛋七枚，同煮熟，去药食蛋，即愈。《急救》

白及、石榴皮各三钱，为末，炼蜜丸黄豆大，每服三丸，艾醋汤下。《生生》

陈香橼烧灰存性，好酒和服，二钱即止。《济世》

心胃

男女心口一点痛者，乃胃脘有滞或有虫也，多因怒及受寒而起，遂致终身，俗言心气痛者，非也。高良姜酒洗七次，香附子醋洗七次，各焙研，冬季收之。病因寒得，用姜末二钱，附末一钱；因怒得，用附末二钱，姜末一钱；寒怒兼有，各一钱半，以米饮加生姜汁一匙，盐一捻服之立止。《医通》

生矾、枯矾等分，为末，面糊丸如樱桃大，每服三丸，烧酒下。《保元》

心胃刺痛。黑砂糖半盅，热烧酒调服。《急救》

冷气

心胃冷气。刺痛不可忍，干姜炒，官桂，苍术米泔浸，炒，半夏姜汁炒，加生姜水煎服。《保元》

心脾冷痛。高良姜三钱，五灵脂六钱，为末，每服三钱，醋汤调下即愈。《永类》

一切冷气心腹肚痛。良姜一两五钱，吴茱萸四两，炒，胡椒一两，为末，每服五分，轻者三分，用飞过盐三分，温酒调服。《保元》

冷气心痛。烧酒入飞盐饮即止。《简便》

胃脘寒痛。良姜末三分，米汤下。《保元》

郁火

郁火所致，心气胃脘诸痛者。肥栀子去壳，十五枚，姜汁炒黑，香附童便炒，抚芎各一钱，水煎三滚入姜汁三四匙，再煎一滚，去滓，入百草霜二匙，调和服之。《保元》

心胃痛不可忍，或心神恍惚。栀子炒、黄连炒，等分，茯苓、茯神减半，水煎服。《急救》

胃脘郁热，当心而痛，皆因多食煎炒炙煿，或呕吐不已，渐成翻胃。黄连六钱，甘草一钱，水煎温服。《保元》

卒热心痛。生麻油一合，服之良。《肘后》

蛔虫

蛔虫心痛。淡醋和鹤虱末，半匕服，立瘥。《开宝》

葱茎白二寸，铅粉二钱，捣丸服之，即止。《经验》

槐木耳烧存性，为末，水服枣许，若不止，饮热水一升，蛔虫顷刻而出。《备急》

急心

急心痛，牙关紧闭，欲绝。老葱白五茎，去皮须，捣汁，用匙送入咽中，再灌麻油四两，但得下咽即苏，少时虫积皆化，黄水下，永不发，屡救人。《瑞竹堂方》

胡桃一个，枣子一枚，去核夹桃，纸裹煨熟，以生姜汤细嚼送下，名盏落汤。《经验》

绞肠

绞肠痧痛，若阴痧则腹痛，手足冷，但身上有红点，以灯草蘸油点火，焠点上。阳沙则肠痛，手足暖，以针刺大手指近爪甲处一分半许，先自两臂捋下恶血，令聚指顶刺出即安。《济急》

马兰根叶细嚼咽汁，立安。《寿域》

荞麦面一撮，炒，水烹服。《简便》

童便服立止。《圣惠》

炒盐一两，热汤调，灌入病人口中，盐气一到即止。《急救》

干猪粪一块，如指头大，砂仁二个，研末，白汤调下，勿以秽污轻之。《急救》

腹痛

肚腹疼痛。五灵脂火煨，白芍、厚朴各三钱，水一盅煎服。

《急救》

脐下绞痛。木瓜三片，桑叶七片，大枣三枚，水三升，煮半升，顿服。《食疗》

卒患腹痛。山豆根，水研半盏服。《备急》

阴毒腹痛。露蜂房三钱，烧存性，葱白五寸，同研为末，男左女右，着手中握阴暖卧，汗出愈。《圣济》

脾胃冷痛。白艾末，沸汤服二钱。《易简》

| 腰脉痛 |

鱼鳔炒成珠，好酒淬入，稍温通口服，神效。《保元》

香附子五两，生姜二两，取自然汁，浸一宿，炒黄为末，入青盐二钱，擦牙数次，腰疼即止。《生意》

黑丑半生半炒，取头末，水和丸梧子大，硫黄末为衣，空心盐酒下五十丸，治一切腰痛如神。《宋东园方》

橘核去皮取仁，炒，研细末，空心酒下二钱。《济世》

腰脊胀痛。芥子末，酒调贴之，立效。《摘元》

瘀血腰痛。大黄半两，生姜半两，同切如小豆大，锅内炒黄，投水二碗煎好，五更初顿服，取下瘀血如鸡肝样，痛即止。《保元》

胁下刺痛。小茴香一两，炒，枳壳五钱，麸炒，为末，盐酒调服二钱。《袖珍》

胁肋痛。白芥菜子，水研敷，服亦可，甚效。《急救》

胁痛如锥刺。枳壳麸炒黄色，二两五钱，甘草炙，七钱五分，为末，葱汤下二钱，便服不必拘时。《急救》

胁下疼痛。地肤子末，酒服方寸匕。《寿域》

天行病后，两胁胀满，炒盐熨之。《外台》

风湿诸痛 风痹 脚气 手足

风痹

手足麻木，不知痛痒。霜降后桑叶，煎汤频洗。《急救》

通身风痒。凌霄花为末，酒服一钱。《正传》

感风湿成白虎厉节风证，遍身掣肘疼痛，足不能履地二三年，百药不效，身体羸瘦。木通二两，切细，取长流水煎汁，服之后一时许，周身发痒或发红点，勿惧，上下出汗即愈。《急救》

鹅掌风。水龙骨①为末，生桐油调搽患处，用青松枝烧烟，熏一炷香，未效，可如前再搽熏。《急救》

中湿，遍身疼痛，不能转侧及皮肉痛难忍者。白术去芦，土炒，一两，好酒煎温服。《保元》

---

① 水龙骨：舱船油石灰之原名，主治金疮、跌仆伤损、破皮出血及诸疮瘘，具有止血杀虫的功效。

二妙汤，治筋骨疼，湿热流注腰下作痛。川黄柏盐酒炒，五钱，苍术米泔浸炒，一两，为末，每服一匙，沸汤入姜汁调，食前服，痛甚者，加葱三根，水煎空心热服亦可。《保元》

夏月患湿，不能行走，指肿者。九月间，收茄根悬檐下，煎汤洗之。《简便》

湿气流注，痛不可忍。金银花带叶，和酒糟研烂，用净瓦罐放火中，烘热敷之，立已。《保元》

湿气腰痛。车前草连根，七棵，葱白连须，七棵，枣七枚，煮酒常服，永不发，使叶不必使蕊茎。《简便》

筋骨挛痛。王瓜子炒开口，为末，酒服一钱，日二服。《集简》

走注风毒作痛。用小芥子末和鸡子白涂之。《圣惠》

筋骨疼痛。骡子铲下蹄甲，入罐内煅红存性，为末，面糊为丸梧子大，每服三钱，黄酒下，不拘时服。《急救》

寒湿气痛。凤仙花草、苍耳草等分，连根带叶捣烂，煎汤洗，随愈。《急救》

鹤膝风。肥皂二个，去子，五倍子去灰，皮硝各一两，共研末，用头酒糟四两，沙糖一两，姜汁半茶盅，捣和敷膝上，干加烧酒润之。《急救》

走气作痛。酽醋①拌麸皮炒热，袋盛熨之。《生编》

颈项强硬，难顾视。大豆一升，蒸变色，囊裹枕之。《千金》

筋络拘挛，血脉凝滞，肢节疼痛，行步艰难。元胡索炒、当归、辣桂，等分，为末，酒服二钱，名舒筋散。《保元》

---

① 酽醋：浓醋。

脚气

脚气冲心。白矾_{三两}，煎水浸洗两足，自愈。《保元》

脚气肿痛。木瓜为末，好酒调敷患处。《保元》

白芷、芥子_{等分}，为末，姜汁调涂。《摘要》

紫苏子、高良姜、橘皮_{等分}，蜜丸梧子大，每服十丸，空心酒下。《药性》

蓖麻子_{七粒，去壳研烂}，同苏合油涂足心，即止。《外台》

风肿不仁。蓖麻叶蒸捣裹之，日二三易即消。《苏恭》

脚气腿肿，永不瘥者，黑附子_{一个，生，去皮脐}，为散，生姜汁调如膏，涂之，以消为度。《简要》

脚气掣痛或胯间有核。生草乌为末，以姜汁或酒糟同捣，贴之。《永类》

脚走痛。萝卜煎汤洗之，仍以萝卜晒干为末，铺袜内即愈。《圣济》

皂角、赤小豆，为末，酒醋调，贴肿处。《永类》

手足

天行余毒。手指掣痛，酱清和蜜，温热浸之即止。《千金》

嵌甲肿痛。知母_{烧存性}，研，掺之。《多能》

行路足肿，被石垫伤。草鞋浸尿缸内半日，以砖一块烧红，置鞋砖上，将足踏之，热气入内即消。《救急》

手指忽肿痛如割。乌梅仁_{十枚，捣烂}，苦酒和，以痛指浸酒内即瘥。《急救》

伤寒 风寒

风寒

神白散，又名圣僧散，治时行一切伤寒，不问阴阳、轻重、老少、男女、孕妇皆可服之，兼治一切风邪。白芷一两，生甘草半两，姜三片，葱白三寸，枣一枚，豉五十粒，水二碗，煎服取汗，不汗再服，病至十余日，未得汗者，皆可服之。此药可卜人之好恶也，如煎得黑色或误打翻即难愈，如煎得黄色无不愈者，煎时要至诚，忌妇人、鸡、犬见。《卫生家宝》

头痛如破者。连须葱白半斤，生姜二两，水煮温服。《活人》

伤寒发狂。草龙胆为末，入鸡子清、白蜜，化凉水服二钱。《蕴要》

舌出不收。冰片少许，掺舌上，收进。如忽然胀出者，以雄鸡冠血盛酒盅，浸舌即缩。《急救》

腹痛厥逆。芥菜子研末，水调贴脐上。《生生编方》

鸡子放脐内，一时一换，四五换即愈，阴气尽收子内。《急救》

危笃者，用黑豆炒干，投酒热饮或灌之，吐则复饮，以汗出为度。《居家必用》

伤寒无汗。代赭石、干姜_{等分}，为末，热醋调涂两手心，合掌握定，夹于大腿内侧，温覆汗出乃愈。《蕴要》

时疾头痛，发热者。以连根葱白二十根，和米煮粥，入醋少许，热食取汗即解，兼治数种伤寒，初起一二日，不能分别者，用上法取汗。《济生秘览》

热病

热病狂邪，不避水火，欲杀人。苦参末，蜜丸梧子大，每服十丸，薄荷汤下，或为末二钱，水煎服。《千金》

心热尿赤，面赤唇干，咬牙口渴。导赤散，用木通、生地黄、炙甘草_{等分}，入竹叶七片，水煎服。《钱氏》

劳复食复

劳复、食复欲死者。紫苏叶煮汁二升饮之，亦可入生姜、豆豉同煮饮。《肘后》

并以芦根捣浓汁饮。《肘后》

舌胎语謇。薄荷自然汁和白蜜、姜汁擦之。《集成》

伤寒劳复，因交接者，腹痛卵肿。用葱白捣烂，苦酒一盏，和服。《千金》

风寒流涕

风寒流涕。香白芷_{一两}，荆芥穗_{一钱}，为末，腊茶^①点服二

---

① 腊茶：茶的一种。腊，取早春之义。以其汁泛乳色，与溶蜡相似，故也称蜡茶。

钱。《百一》

偶感风寒。脂麻炒焦，乘热擂酒饮之，暖卧取微汗出，良。
《集简》

| 天行 瘅疠 |

天行时疾。生牛蒡根捣汁，五合，空腹分为二服，服讫，取
桑叶一把，炙黄，以水一升，煮取五合，顿服取汗，无叶取枝。
《食忌》

天行发斑，赤黑色。木香一两，水二升，煮一升服。《外台》

天行热狂。芭蕉根捣汁饮。《日华》

时行热毒，心神烦躁。用蓝淀一匙，以新汲水一盏服。
《圣惠》

疫疠发肿。大黑豆二合，炒热，炙甘草一钱，水二盏，煎汁，
时时服之，立验。《救急》

疫病不染。五月五日午时，多采苍耳嫩叶，阴干收之，临时
为末，冷水服二钱，或水煎，举家皆服，能辟邪恶。《千金》

项下热肿，俗名蝦蟆瘟。五叶莓藤 ① 捣敷之。《纂要》

---

① 五叶莓藤：又名五爪龙，有清热解毒、止咳、除寒、通淋利水之功效。

瘴疠

热瘴，昏迷烦闷，饮水不止，至危者，一服见效。生地黄根、生薄荷叶_{等分}，擂烂取汁，入麝香_{少许}，井华水调下，觉心下顿凉，勿再服。《普济》

山岚瘴气。生、熟大蒜_{各七片}，共食之，少顷，腹鸣，或吐血，或泻，愈。《摄生》

辟瘴不染。生葛根_{捣汁}，一小盏服，去热毒气也。《圣惠》

| 中暑 |

益元散。白滑石_{水飞过}，_{六两}，粉甘草_{一两}，为末，每服三钱，灯心汤放冷调下。或蜜少许，温水调。实热用新汲水，解痢用葱豉汤下。《直指》

中暑发昏。小青叶_{井水浸去泥}，控干，入砂糖，擂汁急灌之。《寿域》

不省。以皂荚_{一两}，_{烧存性}，甘草_{一两}，微炒，为末，温水调一钱，灌之。《澹寮》

夏月，人在途中热死，不可用凉水灌及一切冷物，得冷即无救也。宜移阴处，急取道上热土，拥脐作窝，令人溺，窝内暖气透即苏。又取热土同大蒜研烂水调去滓，灌之。《急救》

中暑、中风、中气、中毒、中恶、干霍乱，一切卒暴之病，用姜汁与童便服，立可解散。《附余》

救生散，治中暑毒死。用新胡麻一升，微炒令黑，摊冷为末，新汲水调服三钱，或丸弹子大，水下。《经验》

热喝昏沉。生地黄汁一盏服之。《圣惠》

地衣草研末，新汲水调服。《时珍》

｜疟　疾｜

驱疟汤，奇效不能尽述，切勿加减。常山酒煮，晒干，知母、贝母、草果各一钱半，水一盅半，煎半熟，五更热服，滓以酒浸，发前服。《养生主论》

川芎、当归、柴胡、贝母各一两二钱，共为末，每服二钱，一日减半，次日渐减，三日全愈。《急救》

诸疟寒热。赤脚马兰捣汁，入水少许，发日早服，或入少糖亦可。《总录》

久疟不瘥。苍耳子或根茎亦可，焙，研末，酒糊丸梧子大，每酒服三十丸，日二服，生者捣汁服。《集验》

常山一钱半，槟榔一钱，丁香五分，乌梅一枚，酒一盏，浸一宿，五更饮之即止。《医学》

大麻叶，不问荣枯，锅内文武火慢炒香，摞起以纸盖之，令

汗出尽，为末，临发前，用茶或酒下，移病人原睡处，其状如醉，醒即愈。《急救》

龟板_{烧存性}，研末，酒服方寸匕。《海上》

劳疟，积久不止者。长牛膝_{一握，生切}，以水六升，煮二升，分三服，清早一服，未发前一服，临发时一服。《外台》

温疟不止。当归_{一两}，水煎，日一服。《圣济》

绝疟。以烧酒内加白糖，饮之立止。《急救》

系臂截疟，旱莲草_{搋烂}，男左女右，置寸口上，以古文钱压定，帛系住，良久起小泡，谓之天灸，其疟即止。《资生》

桃仁_{半片}，放内关穴上，将独蒜捣烂，或加黄丹拌匀，掩之，缚住，男左女右，即止。《简便》

马齿苋捣，扎手寸口，男左女右。《急救》

脾寒疟疾。石胡荽_{一把}，杵汁半碗，入酒半碗，和服甚效。《集简》

脾寒诸疟，不拘老少孕妇，只两服便止。真橘皮_{去白}，切生姜自然汁，浸过一指，银器内重汤煮干，焙，研末，每服三钱，用隔年青州枣_{十个}，水_{一盏}，煎半盏，发前服，以枣下之。《适用》

呕吐 虚寒 胃热 呃逆 吞酸

呕吐不已，兼恶心。生姜_{一大块}，直切，勿令折断，每层掺

盐在内，水湿苎麻密缠，外用纸包，水湿，火煨令熟，去麻纸，取姜捣烂和稀米饮服之。《急救》

忽然恶心。多嚼白豆蔻仁，最妙。《肘后》

呕逆不止。大麻仁_杵，熬水，研取汁，加少盐服，立效。《外台》

呕逆不止。真火酒_{一杯}，新汲井水_{一杯}，和服，甚妙。《濒湖》

闻药即呕。伏龙肝_{水丸}，塞两鼻孔，服药不再吐。《保元》

虚寒

虚寒呕哕，饮食不下。细辛_{去叶}，五钱，丁香二钱五分，为末，柿蒂汤下一钱。《圣济》

冷痰作吐，阴证干呕。吴茱萸_{汤泡，炒}、生姜各一两五钱，人参_{三分}，大枣_{五个}，水煎，食前服。《保元》

胃热

胃热呕吐，手足心皆热者是。半夏_{姜汁浸}、干葛、青竹茹、生甘草，加姜、枣煎服。或加前胡。《保元》

热呕。栀子_{炒黑}、朴硝等分，为末，滚水服二三匙。《保元》

胃热呕吐。黄连_{姜炒}，一钱，石膏_{火煅}，二钱，为末，滚水下。《保元》

呃逆

呃逆不止。荔枝_{七个}，连皮核，烧存性，为末，白汤调下立止。《摘要》

柿蒂七枚，烧存性，为末，黄酒调服。《保元》

生姜捣汁，沙糖，等分调匀，重汤顿热徐服。《济世》

服药无效。硫黄、乳香等分，为末，酒煎，患人嗅气。
《保元》

雄黄二钱，酒一盏，煎至七分，令嗅热气即止。《保元》

病后呃逆不止。刀豆子烧存性，白汤调服二钱。《普济》

吞酸

吞酸，口吐清水。干蕲艾，煎汤啜之。《急救》

醋气上攻，心如螫破。吴茱萸一合，水一盅，煎七分，顿服。
《保元》

食后吐酸水。干姜、吴茱萸各二两，为末，酒调服方寸匕，
日二服，胃冷者立效。《保元》

食物作酸。萝卜生嚼数片，或嚼生菜亦佳，胃热者效。
《集简》

食物酸心。胡桃嚼烂，以生姜汤下，立止。《传信》

霍乱 <small>干霍乱 吐泻 转筋</small>

干霍乱

上不得吐，下不得利，冷汗欲绝，名干霍乱。盐<small>一大抄，炒令</small>黄，入童便<small>一碗</small>，温服，少顷，吐下即愈。《保元》

胀满，未得吐下。生紫苏捣汁饮之，或用干苏煮汁亦可。《肘后》

烦闷。芦根<small>三钱</small>，麦冬<small>一钱</small>，水煎服。《千金》

烦渴腹胀。芦叶<small>一握</small>，水煎服。《急救》

腹痛。厚朴<small>姜汁炙</small>，研末，新汲水服二钱。《圣惠》

烦渴。草豆蔻、黄连<small>各一钱半</small>，乌豆①<small>五十粒</small>，生姜<small>三片</small>，水煎服。《圣济》

干霍乱，死而心头微热者，以盐填脐内，用艾灸，不计数，以醒为度。《急救》

吐泻

霍乱吐泻。藿香叶、陈皮<small>各五钱</small>，水二盏，煎一盏，温服，

————

① 鸟豆：疑为"乌豆"。

垂死者可救。《普一》

绿豆粉、白糖各二两，新汲水调服即愈。《生生编方》

韭菜搞汁，一盏，重汤煮热，服之立止。《邓对峰方》

生藕，捣汁服。《圣惠》

盐醋煎汤服，良。《如宜》

枯白矾末一钱，百沸汤调下。《华佗》

山豆根末，橘皮汤下三钱。《备急》

肉豆蔻为末，姜汤服一钱。《普济》

屋下倒挂尘，滚汤，澄清服即止。《易简》

吐泻腹痛，服药即吐。用百沸汤半碗，井泉水半碗，和服即安，名阴阳散。《急救》

伏暑霍乱，或吐，或泻，或疟，小便赤，烦渴。玉液散，滑石烧四两，藿香一钱，丁香一钱，为末，米汤服二钱。《普济》

转筋

霍乱转筋。皂角末，吹小豆许入鼻中，得嚏即愈。《保元》

白扁豆为末，醋和服。《普济》

干、湿霍乱转筋。用大蒜搞，涂足心，立愈。《永类》

转筋不住，男子以手挽其阴，女子以手牵乳，近两边即止。《千金》

转筋，入腹杀人。以小蒜、盐各一两，捣敷脐中，灸七壮，立止。《圣济》

釜底墨，酒服一钱。《肘后》

转筋厥冷。吴茱萸、木瓜、食盐各五钱，同炒焦，百沸汤煎

之，随病人意，热冷任其服之。《保元》

吐泻，腹痛，转筋。滚汤_{半盏}，白水_{半盏}，和匀，入盐少许，顿服，吐泻即止，痛即定。又将盐纳脐中，灸之，死亦可活。《急救》

吐利后转筋。生捣白扁豆叶_{一把}，入少醋，绞汁服，立瘥。《苏恭》

头 风

偏正头风。白芷、防风_{等分}，为末，炼蜜丸，弹子丸，每嚼三丸，茶清下。《普济》

生萝卜汁_{一蚬壳}，仰卧随左右注鼻中，神效。《如宜》

芝麻、茶叶、槐花_{各五钱}，水煎服，甚效。《急救》

谷精草_{一两}，为末，以白面糊调，摊纸上，贴痛处，干换。《集验》

黄蜡_{三两}，溶化，以白纸阔二寸长五寸，在蜡上拖匀，真蕲艾揉软，薄摊蜡上，箸卷为筒，伸耳内一头，火燃，烟气透脑，其痛即止，左疼伸右，右疼伸左，至重不过二次。《急救》

痛久不除。晴明时，将发分开，用麝香_{五分}，皂角末_{一钱}，薄纸裹，置患处，以布包，炒热盐熨之，冷则另易，数次，更不再发。《简便》

硝石末，吹鼻即愈。《炮炙论方》

片黄芩酒浸透，晒干，为末，每服一钱，茶酒任下。《秘藏》

高良姜生研，频嗜鼻内。《普济》

蕲艾揉为丸，时勤嗅之，黄水出为度。《杂纂》

谷精草末、铜绿各一钱，硝石半分，随左右嗜鼻。《圣济》

香圆不拘新旧，一枚，切开，鸭蛋一个，煮熟，切作两半，入香圆内，每边包在太阳上，得热即愈。《急救》

附子一枚，生，去皮脐，绿豆一合，同入铫内，煮豆熟为度，去附食豆，立瘥，每附可煮五次，后为末服。《修真秘旨》

藁本、细辛各五分，白芷一钱，辛夷八分，为细末，分作四剂，用纸四条，卷实，点火以烟熏鼻，吸入即愈。《济世》

八般头风。半夏末入百草霜少许，作纸捻烧烟熏鼻吸入，口含清水，有涎吐出再含。《卫生》

鱼鳔烧存性，为末，临卧，葱酒服二钱。《千金》

脑风，痛不可忍。远志末嗜鼻。《宣明》

风热头痛。甘菊花、石膏、川芎各三钱，为末，茶调下一钱五分。《简便》

芭蕉根捣烂，涂风热痛，效。《肘后》

风痰头痛。苦葫芦膜取汁，以苇管灌入鼻中，其气上冲脑门，须臾，恶涎流下，立愈。干者浸汁，其子为末吹入，皆效。《普济》

一切血劳，风气头痛及头旋目眩，眼疾。荆芥穗末，酒服三钱。《龙树》

雷头风肿，不省人事。地肤子同生姜研烂，酒冲服。《圣济》

| 痢疾 赤白 暴泻 血痢 噤口痢 泻痢 冷痢 热痢 |

赤白

痢疾神效。苦参六分，木香四分，二味为末，用甘草煎膏为丸，每丸干重一钱为度。红痢，甘草汤；白痢，淡姜汤；红白痢，小米汤或黄米汤；噤口痢，砂仁莲肉汤；水泻，猪苓泽泻汤下。《徐南冈传》

阴阳交带不问赤白。刘寄奴、乌梅、白姜等分，水煎服，赤加梅，白加姜，甚效。《如宜》

赤石脂末，米饮服一钱。《普济》

鸡冠花，煎酒服，赤用红，白用白。《集简》

山豆根末，蜜丸梧子大，每服二十丸，空心白汤下，三服自止。《备急》

荷叶烧研，每服二钱，红痢蜜汤，白痢砂糖汤下。《急救》

独圣丸。用川乌头一个，灰火烧，烟尽取出，地上盏盖良久，研末，酒化蜡丸，如大麻子大，每服三丸。赤痢，黄连、甘草、黑豆煎汤，放冷吞下；白痢，甘草、黑豆煎汤，冷吞；如泻及肚痛，以水吞下并空心服，忌热物，治久痢赤白。《经验》

罂粟子炒、罂粟壳炙，等分，为末，炼蜜丸梧子大，每服

三十丸，米饮下。《指南》

诃子十二个，六生六煨，去核，焙为末，赤痢生甘草汤，白痢炙甘草汤下，不过再服。《济急》

暴泻

暴泻不止，小便不通。车前子炒，为末，米饮调下二钱，其根叶亦可捣汁饮，此药利水道而不动元气，故妙。《急救》

陈艾一把，生姜一块，水煎热服。《生生》

腹胀忽泻，日夜不止，诸药不效，此气脱也。用益智子仁二两，浓煎饮之，立愈。《得效》

风寒泄泻。火杴丸治风气行于肠胃泄泻，火杴草①为末，醋糊丸梧子大，每服三十丸，白汤下。《圣济》

寒湿泄泻，小便清者。以头烧酒，饮之即止。《急救》

脾泻久，有热者。黄连一两，生姜四两，俱切碎，慢火同炒，待姜枯去之，取连为细末，空心，米汤服二钱。《急救》

久有寒者。肉豆蔻一个，剜一孔，入乳香少许，面裹煨，去面为末，作一服，空心，陈米汤下。《急救》

肾虚久泻及耳鸣牙疼。骨碎补研末，猪肾夹煨，空心食之。《时珍》

湿热虚泄。干山药、苍术等分，饭丸，米饮服，大人小儿皆宜。《经验》

---

① 火杴草：豨莶草。杴（xiān），同"锨"。

血痢

血痢不止。干姜_{烧黑，存性，放冷}，为末，每服一钱，米饮下。《集验》

以大麻子_{水研，滤汁}，煮绿豆食之极效，粥食亦可。《必效》

白盐_{纸包，烧，研}，调粥，吃三四次即自止。《急救》

薄荷叶煎汤，常服，妙。《普济》

贯众_{五钱}，煎酒服，效。《集简》

血痢及泻血不止。以木贼草_{五钱}，水煎温服。《圣惠》

热毒血痢。忍冬藤浓煎饮。《圣惠》

噤口痢

噤口痢。糯谷_{一升}，炒出白花，去壳，用姜汁拌湿再炒，为末，每服一匙，白汤下，三服即止。《经验》

上好砂糖_{四两}，生姜_{四两}，乌梅_{十五个}，三味共捣，以滚汤调匀服，即愈。兼治反胃，尤妙。《急救》

乌梅_{一钱}，细茶_{三钱}，为末，米饮调服。《急救》

荞麦面，每服二钱，砂糖水调下。《坦仙》

木鳖仁_{六个}，研泥，分作二分，用面烧饼一个，切作两半，只用半饼作一窍，纳药在内，乘热覆在病人脐上，一时再换半个热饼，其痢即止。《经验》

泻痢

痢疾泄泻。香连丸，黄连、吴茱萸_{炒过}，四两，木香面_煨，一

两，粟米饭丸，绿豆大，米饮下。《急救》

一切泻痢。白扁豆花正开者，择净勿洗，以滚汤瀹过，和小猪脊膂肉一条，葱一根，胡椒七粒，酱汁拌匀，就以瀹花汁和面，包作小馄饨，食之。《食疗》

痢下肠蛊，凡痢应先白后赤，若先赤后白为肠蛊。牛膝二两，捣碎，以酒一升渍，经一宿，每饮一两杯，日三服。《肘后》

暴作泻痢。百草霜末，米饮调下二钱。《千金》

久痢久泻。陈石榴皮酢者焙，研细末，每服二钱，米饮下。《普济》

茄根烧灰，石榴皮等分，为末，砂糖水调服即止。《简便》

泄泻暴痢。大蒜捣贴两足心，亦可贴脐中，兼治下痢噤口及小儿泄痢。《千金》

下痢虚寒。硫黄半两、蓖麻仁七个，为末，填脐中，以衣隔热汤熨之。《仁存》

下痢肛痛，不可忍者。熬盐包坐熨。《肘后》

冷痢

冷痢，腹痛不能食者。肉豆蔻一两，去皮，醋和面裹煨，捣末，每服一钱，粥饮调下。《圣惠》

寒痢白色。炒面，每以方寸匕，入粥中食之极效。《外台》

老少白痢。艾姜丸，用陈艾四两、干姜炮，三两，为末，醋煮仓米，糊丸梧子大，每服七十丸，空心米饮下。《永类》

| 热 痢 |

热痢腹痛。胡黄连_末，饭丸梧子大，每米汤下三十丸，有效。《钩元》

积热下痢。柴胡、黄芩_{等分}，半酒半水，煎七分，候冷，空心服。《济急》

伏暑泄泻。玉华丹，白矾_煅，为末，醋糊为丸，量大小，木瓜汤下。《经验》

伏暑泻痢及肠风下血，或酒毒下血，一服见效，远年者不过三服。硝石、舶上硫黄_{各一两}，白矾、滑石_{各半两}，飞面_{四两}，为末，滴水丸梧子大，每新汲水下三五十丸，名甘露丸。《普济》

热痢不止，车前叶_{捣汁}，入蜜一合煎，温服。《圣惠》

| 便血 溺血 |

肠风便血。苍术_{不拘多少}，以皂角捼浓汁，浸一宿，煮干，焙，研为末，面糊丸梧子大，空心米饮下五十丸，日三服。《妇人良方》

荆芥_{炒为末}，每米饮服二钱，妇人用酒下，亦可拌面作馄饨食之。《经验》

荆芥_{二两}，槐花_{一两}，同炒紫为末，每服三钱，清茶下。《简要》

茶叶篓内箬叶，烧存性，每服三匙，空心，糯米汤下。或入麝香少许。《百一选方》

卷柏、侧柏、棕榈_{等分，烧存性}，为末，每服三钱，酒下，亦可饭丸服。《仁存》

蜜炙萝卜，任意食之。昔一妇人，服此有效。《百一选方》

经霜茄连蒂_{烧存性}，为末，每日空心温酒服二钱匕，效。《灵苑》

干柿烧灰，饮服二钱，即愈。《济急》

荸荠捣汁大半盅，好酒半盅，空心温服，三日见效。《神秘》

山慈菇_{五钱}，大甘草_{三钱}，水二盅，煎七分，露一宿，次早空心入无灰酒半盅，温服除根。《急救》

粪后下血。白鸡冠花并子，炒煎服。《圣惠》

粪后下血。王不留行末，用水冲服一钱。《圣济》

脱肛下血。白鸡冠花_炒，棕榈灰、羌活_{各一两}，为末，每服二钱，米饮下。《永类》

卒泻鲜血。小蓟叶_{捣汁}，温服一升。《梅师》

脾湿下血。苍术_{二两}，地榆_{一两}，分作二服，水二盏，煎一盏，食前温服。《保俞集方》

大便泻血，三代相传者。缩砂仁为末，米饮热服二钱，以愈为度。《十便》

诸般下血。香附童便浸一日，捣碎，米醋拌，焙为末，米饮服二钱。《圣惠》

酒毒便血。面一块，湿纸包煨，为末，空心米饮服二钱。《千金》

酒痢便血，或如鱼脑五色者。干丝瓜一枚，连皮，烧，研，空心酒服二钱。一方，煨食之。《经验》

大小便血。刘寄奴为末，空心茶调二钱服。《集简》

茅根，不拘多少，水煎，去滓温服。《急救》

黄连二两，切片，煎汁，浸木香四两，慢火焙干，为末，乌梅肉捣为丸梧子大，空心白滚水下六十丸。《保元》

溺血

小便溺血。香附子、新地榆等分，各煎汤，先服香附汤三五呷，后服地榆汤至尽，未效，再服。《指迷》

益母草捣汁，服一升，立瘥。《外台》

白芷、当归等分，为末，米饮服二钱。《经验》

柏叶、黄连焙，研，酒服三钱。《济急》

新地骨皮洗净，捣自然汁，无汁则以水煎汁，每服一盏，入酒少许，食前温服。《简便》

荷叶蒂七个，不拘新旧，烧灰酒服。《急救》

血出觉疼。土牛膝三两，水四碗，煎一碗，加乳香少许，服四五次愈。《急救》

劳伤溺血。茅根、干姜等分，入蜜一匙，水二盅煎一盅，日一服，极效。《济急》

血淋，痛不可忍。香附子、陈皮、赤茯苓_{等分}，水煎服。《十便》

血淋。用苎麻根，煎汤频服，大妙。亦治诸淋。《圣惠》

血淋疼痛。茄叶_{熏干}，为末，每服二钱，温酒或盐汤下，隔年者尤佳。肠风下血，以米饮下。《经验》

| 二便 癃闭 大便 小便 不禁 尿床 脱肛 |

癃闭

倒换散，治癃闭不通，小腹急痛，无问新久。荆芥、大黄为末，每温水服三钱。小便不通，大黄减半；大便不通，荆芥减半。《普济》

皂荚_{烧，研}，粥饮下三钱。《千金》

白矾末，填满脐中，以新汲水滴之，觉冷透腹内，自然即通，脐平者，以纸围环之。《经验》

明月砂①_{一匙}，安脐中，冷水滴之，令透自通。《圣惠》

皂荚，烧烟于桶内，坐上熏之，即通。《圣惠》

---

① 明月砂：兔子粪之处方用名。

大便

大便不通。葵菜子①_{研末}、人乳汁_{等分}，和服立通。《圣惠》

虚秘。松子仁、柏子仁、麻子仁_{等分}，研泥，溶白蜡和丸，梧子大，每服五十丸，黄芪汤下。《宗奭》

风秘、气秘。用萝卜子_{炒一合，擂}，水和皂荚末二钱服。《寿域》

生姜_削，长二寸，涂盐，纳下部立通。《外台》

小便

小便不通。棕榈毛_烧，存性，以水酒服二钱即通。《摄生》

萱草根，煎水频饮。《摘要》

葱白_{连叶捣烂}，入蜜，合外肾上立通。《永类》

莴苣子捣饼，贴脐中，即通。《海上》

不通及尿血。莴苣菜捣敷脐上，甚效。《易简》

小便涩滞不通及男妇转脬。干箬叶_{一两}，烧灰，滑石五钱，为末，每米饮服三钱。《普济》

妇人小便卒不得出者。紫菀为末，井华水服三撮即通；小便血者，服五撮立止。《千金》

不禁

小便不禁。赤石脂_煅、牡蛎_煅，各三两，盐_{一两}，为末，糊丸

---

① 葵菜子：冬葵子。

梧子大，每盐汤下十五丸。《普济》

蔷薇根煮汁饮，或为末，酒服，野生白花者更良。《圣惠》

妇人遗尿。桑螵蛸_{酒炒}，为末，姜汤服二钱。《千金》

尿床

人尿床，以新炊热饭，倾尿床处，拌与食之，勿令病者知。
《时珍》

白纸_{一张}，铺席下，待遗上，干，烧灰，酒服。《集简》

脱肛

大肠脱下。磁石为末，面糊调涂囟①上，入后洗去。《简便》

苎麻根_{捣烂}，煎汤熏洗。《圣惠》

五倍子_末，三钱，入白矾_{一块}，水_{一碗}，煎汤洗之，再用木贼
草_{烧灰}，搽肛上即收。《三因》

痢痔脱肛。冷水调黄连末涂。《经验》

---

① 囟：头顶百会穴处。

┃ 淋浊 白浊 赤浊 梦遗 ┃

白浊

魏元君济生丹，治男子白浊，女人赤白带下。用荞麦炒焦，为末，鸡子白和丸梧子大，每服五十丸，盐汤下，日三服。《普济》

男子白浊，女人白带。陈冬瓜仁炒，为末，每空心，米饮服五钱。《救急》

椿根白皮、滑石等分，为末，粥丸梧子大，空腹，白汤下一百丸。《丹溪》

白浊。青黛、白矾为细末，糊丸，豆腐皮裹吞。《急救》

羊角火煅，刮灰末三钱，酒下立除。《急救》

生白果仁十枚，擂，水饮，日一服。《集简》

气虚白浊。黄芪盐炒，半两，茯苓一两，为末，每服一钱，白汤下。《经验》

白浊遗精。莲肉、白茯苓等分，为末，白汤服。《普济》

赤浊

赤浊心肾不足，精少血燥，口干烦热，头晕怔忡。菟丝子、麦门冬等分，为末，蜜丸梧子大，盐汤下七十丸，甚效。《急救》

干柿三枚，烧存性，研末，陈米饮服。《叶氏》

莲房烧存性，为末，入麝香少许，每服二钱半，米饮调下，日二服。《经验》

血淋作痛。车前子晒干，为末，每服二钱，车前叶煎汤下。《普济》

男子血淋，胀痛欲死。藕汁调发灰，每服二钱，三日即愈。《时珍》

热淋。马齿苋捣汁服。《圣惠》

热淋涩痛。干柿、灯心等分，水煎，日饮。《朱氏》

萹蓄，煎汤频饮。《生生》

赤白淋浊。好大黄为末，每服六分，以鸡子一枚，破顶入药，搅匀蒸熟，空心食之，三服即愈。《简便》

淋沥。菟丝子煮汁饮。《范汪》

淋沥，痛不可忍。鸡内金阴干，五钱，烧存性，作一服，白汤下。《医林》

男女淋疾及转胞。自取爪甲烧灰，水服。《肘后》

妇人遗尿及血淋、热淋，不拘胎前产后。白薇、芍药各一两，为末，酒服方寸匕，日三服。《千金》

梦遗

梦遗食减。苦参三两，白术五两，牡蛎粉四两，为末，用雄猪肚一具，洗净，砂罐煮烂，石臼捣，和药，干则入汁，丸小豆大，每服四十丸，日三米汤下，久服身肥食进，梦遗立止。《保寿堂方》

虚劳伤肾，梦中泄精。用韭子二两，微炒，为末，食前温酒

服二钱匕。《普济》

梦泄。以紫花地丁草，捣为膏，贴脐即止。《急救》

| 消　渴 |

消渴引饮。白浮石、蛤粉、蝉壳_{等分}，为末，鲫鱼胆汁_{七个}，调服三钱，神效。《本事》

白芍药、甘草_{等分}，为末，每用一钱，水煎，日三服，古人处方殆不可晓，勿以平易而忽之。《经验》

累年不愈，香附_{一两}，白茯苓_{五钱}，为末，每陈粟米饮送三钱，日二服。《简便》

骨节烦热。生芭蕉根_{捣汁}，时饮一二合。《圣惠》

消渴不止。菟丝子煎汤，任意饮之，以止为度。《事林广记》

干浮萍、瓜蒌根_{等分}，为末，人乳汁糊丸梧子大，空心饮服二十丸，三年者数日即愈。《千金》

薏苡仁煮粥饮，并粥食之。《肘后》

绿豆煮汁，并作粥食。《普济》

韭苗日用三五两，或炒或作羹，勿入盐，入酱无妨，吃至十斤即住，极效。过清明勿吃，有人病此，引饮无度，得此方而愈。《秦副宪方》

| 补益 养心 补肾 健脾 诸虚 |

养心

朱雀丸，治心神不足，火不降，水不升，健忘惊悸。用沉香五钱，茯神二两，为末，炼蜜和丸小豆大，每食后，人参汤服三十丸，日二服。《百一》

夜不合眼，难睡。灯草煎汤代茶饮，即得睡。《集简》

补肾

补骨脂丸，治下元虚败，脚手沉重，夜多盗汗，纵欲所致。此药壮筋骨、益元气，补骨脂四两，炒香，菟丝子四两，酒煮胡桃肉一两，去皮，乳香、没药、沉香各研二钱半，炼蜜丸梧子大，每服二三十丸，空心，盐汤温酒任下，自夏至起冬至止，日一服。此方唐宣宗时，张寿太尉知广州，得于南番人。《和剂局方》

房后困倦。人参七钱，陈皮一钱，水一盏半，煎八分，食后温服，日再服。《赵永庵方》

健脾

谷神丸能启脾进食，用谷蘖^①四两，为末，入姜汁、盐少许，和作饼，焙干，入炙甘草、砂仁、白术麸炒，各一两，为末，白汤点服或丸服。《澹寮》

快膈进食。麦蘖^②四两，神曲二两，白术、橘皮各一两，为末，蒸饼丸梧子大，每人参汤下三五十丸，效。《千金》

男妇面黄无血色，食少嗜卧。苍术一斤，熟地黄半斤，干姜炮，冬一两，春秋七钱，夏五钱，为末，糊丸梧子大，每温水下五十丸。《拔萃》

脾气不和，冷气客于中，壅遏不通，是为胀满。宽中丸，白术二两，橘皮四两，为末，酒糊丸梧子大，每食前木香汤下三十丸。《指迷》

补脾滋肾，生精强骨。苍术去皮，五斤，为末，米泔水漂澄，取底用，脂麻二升半，去壳，研烂，绢袋滤去渣，澄酱拌术。暴干，每空心米汤或酒服三钱。《集效》

脾弱不食。大豆黄二升，大麻子三升，熬香为末，每服一合，饮下任意服。《千金》

久泄食减。糯米一升，水浸一宿，沥干，慢炒熟，磨筛，入怀山药一两，每日清晨用半盏，入砂糖二匙，胡椒末少许，以极滚汤调食，其味极佳，大有滋补，久服令人精暖，种子秘方也。

---

① 谷蘖：稻芽。
② 麦蘖：麦芽。

《松篁》

诸虚

女贞丹。冬青树子^①_{去梗叶}，酒浸一日夜，布袋擦去皮，晒干为末，旱莲草_{取数石}，捣汁熬浓，和丸梧子大，每夜酒送百丸，极良。《百一》

固精强骨。金毛狗脊、远志肉、白茯神、当归身_{等分}，为末，炼蜜丸梧子大，每酒服五十丸。《集简》

补虚明目，健骨和血。苍术_{米泔浸}，四两，熟地黄_焙，二两，为末，酒糊丸梧子大，温酒下三五十丸，日三服。《普济》

阳事不起。蛇床子、五味子、菟丝子_{等分}，为末，蜜丸梧子大，每服三十丸，温酒下，日三服。《千金》

大人羸瘦。甘草_{三两}，炙，每旦以小便煮三四沸，顿服。《外台》

妇人诸虚不足者。当归_{四两}，地黄_{二两}，为末，蜜丸梧子大，每食前米饮下十五丸。《支法存方》

脱阳危证，凡人大吐大泻后，四肢厥冷，不省人事，或与女子交后，小腹外肾搐缩，冷汗厥逆，须臾不救。先以葱白三七茎，擂烂，用酒煮灌之即回。《华佗》

白茯苓_{去皮}，焙研，取清溪流水淘浸，去筋膜，复焙入罐内，蜜和入铜釜内，重汤桑柴火煮一日收贮，每空心白汤下二三匙。《积善堂方》

---

① 冬青树子：女贞子。

外科

| **痈疽肿毒** 敷药 服药 灸法 点药 生肌 |

敷药

痈疽及一切肿毒初起，醋磨浓墨，厚涂四围，中以猪胆汁敷之，干又上，即消。《赵氏》

醋磨升麻，频涂。《肘后》

芭蕉叶研末，和生姜汁涂。《圣惠》

大黄、五倍子、黄柏等分，为末，新汲水调涂，日四五次。《简便》

水调白蔹末，涂。《肘后》

瓜蒌根、赤小豆等分，为末，醋调，频涂自效。《杨文蔚方》

浮萍捣烂，和鸡子清敷之。《圣惠》

麻油煎葱黑色，趁热，通手旋涂，自消。《百一》

绿豆粉炒黄黑色、猪牙皂角各一两，为末，米醋调敷，皮破者用油调。《经验》

带泥山药、蓖麻子、糯米等分，水浸研敷，自消。《普济》

鹿角尖，磨浓汁涂。《濒湖》

胡椒为末，生蜜和涂。《急救》

香油磨铁锈钉，极浓厚，搽上即消。《急救》

马牙以桑柴火煅存性，研搽，先出毒水一二盅后，收口止痛，长肉如神，或狗大牙炒黑，研掺，先用葱汤洗过，名牙消散，治发背。《急救》

黄连、槟榔等分，为末，鸡子清调搽，治已溃未溃。《简易》

胡黄连、穿山甲烧存性，等分，为末，已溃未溃，鸡子清或茶调涂。《简易》

焮热作痛。生大黄为末，醋调涂，燥即易，神效。《肘后》

肿硬无头。不变色者，米粉四两，葱白一两，同炒黑，研末，醋调，贴一伏时，未效再换，以消为度。《精义》

发背，痛欲死者，伏龙肝末，酒调敷患处，干即换，不日平复。《急救》

石痈，坚硬如石，不作脓，橡子一枚，青石上醋磨涂，干即易，极良。《千金》

痈发如盘，臭腐难近，白桐叶醋蒸贴之，退热止痛，渐渐生肉收口，极验秘方。《医林》

地骨皮，不拘多少，洗净，刮去粗皮，取白瓤，以粗皮同骨煎汤淋洗，令脓血净，细白瓤贴之，效。《慎微》

恶疮肿毒，人不能识，用独头蒜两颗，捣烂，和麻油厚敷，干即易，神效。《手集》

多年恶疮，焮痛不已，马齿苋捣敷，不过三两遍，效。《手集》

热毒疮肿，生茄子一枚，切去二分，再去瓤二分，似罐子形，合上即消，如已脓出，再用取瘥。《圣济》

诸疮肿痛，杏仁去皮，研，滤取膏，入轻粉、麻油调搽，神

效。《鲍氏》

诸恶疮肿，慈菇叶_{捣烂}，涂之即消，兼治小儿游留、丹毒等证。《苏颂》

芙蓉叶，或根皮，或花，或生捣，或干研，蜜调，涂肿处四围，中间留头，干则频换。初起者，即觉清凉，痛止肿消；已成者，脓聚毒出；已溃者，脓出易敛，妙不可言。或加生赤小豆末，其效更速。《急救》

加芥子末同柏叶捣涂，大验。山芥更妙。《千金》

阴证，痈发黑而不痛，此药有夺旗斩将之功。艾叶_{一斤}，硫黄、雄黄末_{各五钱}，以水同煮半日，捣极烂，候温敷上，再煮再易千余遍。知疼者可生，全不觉疼者，出紫血而死。《急救》

川乌头、草乌头，以井华水，瓦上磨汁涂，有头敷四围，干再上或单用草乌磨醋涂之。《永类》

生姜_{一块}，炭火炙一层，刮一层为末，猪胆汁调涂。《海上》

猪胆汁和芥子末敷之，日三上。猪脂亦可。《千金》

干姜_{一两}，炒紫研末，醋调敷四围，留头自愈，东昌申一斋奇方。《辨宜》

服药

一切痈疽发背，无名肿毒，奇效。忍冬酒，生采金银藤_{一把}，取叶入砂盆捣烂，加酒调稀，得所涂四围，留头泄气，其藤用五两，木槌打碎，忌犯铁。大生甘草节_{一两}，同入砂瓶内，水二碗慢煎一碗，加无灰酒一大碗，再煎数沸去渣，分三服，一日夜服尽，势重者一日二剂，服至大小肠通利，是药力到矣。干者可

用，功效稍迟。《精义》

远志酒，用之救人，不论虚实寒热极验。远志米泔水浸洗，槌去心，为末，每服三钱，温酒一盏调，澄少顷，饮其清，以渣敷患。《三因》

白芷、大黄等分，为末，米饮服二钱。《经验》

苍耳草、野菊花茎叶各一握，共捣，入酒一碗，绞汁服。《易简》

迎春花阴干研末，酒服二三钱，出汗即瘥。《卫生》

痛不可忍，马鞭草捣汁饮，滓敷。《集简》

苍耳叶、紫花地丁连根等分，捣汁，入酒服。《经验》

护心散。一日至三日内连进十余服，免生变症，四五日后亦宜间服，服至一两，香彻疮孔，真圣药也。真绿豆粉一两，乳香半两，灯心，同研和匀，生甘草浓煎汤，调下一钱，时频呷之。若毒气冲心，有呕逆之症，大宜服此。《外科》

毒连阴卵，挛急髀间，疼痛牵入小腹，不可忍，一宿杀人。茴香苗叶捣汁一升，日三四服，滓敷，冬用根，外国神方。《范汪》

胡桃十个，煨熟去壳取仁，槐花一两，微炒研末，热酒调服，已成未成，二三服皆效。《录验》

初起取槐花子一大抄，铁锅内炒褐色，好酒一碗冲入，乘热饮之，取汗即愈，成脓者亦效。《保寿堂方》

用黄明牛皮胶四两，穿山甲四片，新瓦上同烧存性，研末，酒二碗服，极效。《经验》

牛乳煎秦艽，服得快利三四行，即愈。《集验》

败龟板去胁，涂黄蜡，炙透为末，酒服四钱，外并敷之，有奇

验，兼治乳痈。《秘传》

赤瓜蒌_{捣为末}，井华水服方寸匕。《梅师》

白芷、紫荆皮_{等分为末}，酒调服。外用紫荆皮、木蜡、赤芍药_{等分为末}，酒调作箍药。《仙传》

瘀血不散，变成痈肿，生菴藺蒿捣汁一升，服之。《广利》

灸法

一切痈疽发背，无名肿毒，及对口诸疮，已溃未溃，无不神效。消毒灯照取一二十年旧船底上石灰，生有青苔者妙，研细，水澄过，以新桐油调，将光青布照疮大小摊贴，又用青布作捻，蘸桐油点火在疮上打焠，觉痒爱打，不论条数，灰干换贴再打，知痛为度，即红退毒消，神秘效验。《急救》

黄蜡灸，用生白面，水和成块，照毒根盘大小作圈，厚一指，高寸余，粘肉上，外以绢帛护上，加湿布围住，将黄蜡掐薄片入圈内，以熨斗火运逼，蜡化即痛则毒浅，若不觉，至蜡滚沸，逐渐添蜡，俟不可忍，沃冷水，候凝取去，疮忽痛者毒盛，灸未到也，不妨再灸，轻一二次，重三四次，忌房劳、气恼、发物。《急救》

紫花地丁根日干^①，罐盛烧烟对疮熏，出黄水尽，愈。《易简》

湿纸塌热毒上，先干处是头，以艾灸之，不论壮数，痛者灸至不痛，不痛者灸至痛为度，或用独蒜横切钱厚，隔灸更妙，蒜

---

① 日干：晒干。

焦频换，其毒即散，赘疣亦结痂自脱，头面上忌灸，若用蟢蟏^①窝津贴毒上五七层，再加蒜隔灸，不伤皮肤，神效更速。《肘后》

痈疽久漏，疮口冷，脓水不绝，内无恶肉。以大附子水浸透，切大片，厚三分，安疮口，艾隔灸，数日一灸，至六七次，服内托药，自然长满。《心法》

溃烂疼痛，蔷薇皮梗，炙熨之，妙。《千金》

灸久，火气入内，两股生疮，汁水淋漓者，薄荷叶煎汁频涂，自愈。《医说》

点药

痈肿无头，黄葵花子研酒服，一粒则一头即破，服两粒即两头，神效。《易简》

胆矾、雀屎各少许，点之毒即破。《直指》

蜀葵子捣为末，水调敷。《经验》

薏苡仁一枚，吞之。《僧坦》

苦酒和雀屎如小豆大，敷肿毒头上即穿。《肘后》

野百合同盐捣烂，敷。《应验》

牛牙烧存性，为末，麻油调匀，如绿豆大，点患处即破。《急救》

牛皮胶一两，未化灰一钱，用醋熬化涂于毒上，其头即移于他处。《急救》

新生鹅蛋壳烧灰存性，为末，醋调敷，立出脓血妙。《急救》

---

① 蟢蟏：又名壁蟢，一种身体细长的暗褐色蜘蛛，脚很长，多在室内墙壁间结网。

生肌

诸毒溃后不长肉。用白占一两，冰片二分，研匀，深者填入即愈。《急救》

发背已溃。用鸡内金同绵絮焙干，研末搽之，愈。《经验》

溃痈作痒。盐摩四围即止。《精义》

风入疮口。肿痛，刘寄奴为末，掺之即止。《圣惠》

疮气呕吐。用绿豆粉三钱，干胭脂半钱，研匀，新汲水调服，立止。《普济》

胬肉瘀突。南硼砂黄色者一钱，片脑少许，研末，灯草蘸点之。《直指》

不生肌肉。水红花根煎汤淋洗，仍以其叶晒干，研末掺上，日一次。《试验》

疔疮 服药 敷药 天蛇毒

服药

疔疮恶毒初起。白矾末三钱，葱白七茎，同捣极烂，分作七块，每用热酒一杯送下，服毕盖暖，再饮葱白汤一盅，少顷汗出如淋，即愈。《简便》

白芷一钱，生姜一两，擂酒一盏，温服取汗即散。《袖珍》

紫花地丁捣汁服。或用根去粗皮，同白蒺藜为末，用油调涂，神效。《千金》

甘菊花捣汁，一升，入口神验，垂死即活。冬用根。《肘后》

野菊花连根捣烂，酒煎，热服取汗，滓敷患处即愈。《集效》

苍耳根叶，捣，和童便绞汁，冷服一升，日三，拔根甚验。《千金》

苍耳根三两半，乌梅肉五个，连须葱三根，酒二盅，煎一盅，乘热服下，取汗即愈。《邵真人方》

王不留行子为末，蟾酥丸黍米大，酒服一丸，汗出即愈。《集简》

蒲公英捣汁，和酒煎服取汁，外捣烂贴，兼治疳疮。《唐氏》

白浮石半两，没药二钱半，为末，醋和丸，梧子大，临卧冷酒下六七丸，兼治发背诸般恶疮。《普济》

敷药

疔毒初起，雄黄、蟾酥各五分，为末，葱蜜捣丸，小米大，以针刺破疮顶，插入甚妙。《积德堂方》

二仙散。生矾、黄丹等分，为末，临时以三棱针刺血，待尽敷之，不过三上决愈。《宝鉴》

石灰、半夏等分，为末，敷之。《普济》

艾蒿一担，烧灰，于竹筒中淋取汁以一二合，和石灰如糊，先将针刺至痛，乃点三遍，根自拔。《千金》

苍耳叶烧灰，和腊猪脂，封。《藏器》

刺疮破，以老葱、生蜜杵贴两时，疔出，用醋汤洗，神效。
《圣济》

马齿苋二分，石灰三分，为末，鸡子白和敷。《肘后》

荔枝肉捣膏，重汤顿敷，留头能箍诸疮。《济世》

荔枝肉、银朱共捣烂，用溏鸡粪调敷，其毒即消，神验。
《急救》

广陈皮口嚼烂，按患上疼甚，疼过即愈，并治发背诸毒。
《急救》

先刺出血，以海螵蛸末掺之，其疔即出。《普济》

白及末半钱，以水澄之，去水，摊厚纸上贴。《袖珍》

初起用面围住，以针乱刺疮上，铜器煎醋沸，倾入围中，令容一盏，冷易，三度根出。《千金》

人指甲炙为末，放患处，将核桃平破取肉嚼烂，安半壳内合住，不可露气，一饭顷即消。《急救》

人指甲灯上微炙为末，少加耳垢、头垢，以齿垢为丸，将疔头刺破填入，津湿绵纸护之，立刻止痛，用本人者更效，不可轻视。《急救》

鱼脐疔。瞿麦烧灰，油和，敷。《崔氏》

门臼灰一撮罗细，以独蒜或新蒜台蘸灰，擦疮口，候疮自然出少汗再擦，少顷即消散，虽发背痛肿，亦效。《精义》

天蛇毒

指生天蛇。鸡子开一孔，将指入内，待蛋化水，又换一个，如此三枚即愈。《急救》

蛇头疔，初起青肿，用鸡子一枚，去白，以荔枝肉嚼烂搅匀，装入壳内，套指上，明日取去，神效。《济世》

猪胆一个，入雄黄末半分，搅匀汁内，套指上缚两三时，即愈。《济世》

｜杨梅疮｜ 敷洗 服药 梅癣 结毒

敷洗

杨梅恶疮。雄黄一钱半，杏仁三十粒，去皮，轻粉一钱，为末，洗净，以雄猪胆汁调，上二三日即愈。《积德堂方》

黄柏，用牛胆或猪胆汁涂，炙透为末，猪胆汁调点，止痛。《急救》

鹅黄散。治杨梅溃烂，石膏煅、轻粉、黄柏炒，等分，为极细末，干掺即生疤。《正宗》

杨梅，面上黑疤，黑母牛粪捻作小饼，灰火煨半熟，乘热贴患处一时许，取去即转白。《急救》

服药

杨梅疮初起，良姜根一两，无灰酒煎服。《急救》

五加皮、皂角子、苦参各三钱，金银花一钱，土茯苓一两，好

酒煎，日一服。《集兴》

七帖散。细叶野艾根二两，无则用金银花、土茯苓四两，生猪油一两，直僵蚕七个，蝉蜕翅足全，七个，肥皂核肉七个，皂荚子去壳，七个，空心，用水六茶杯，煎至三茶杯服，午前四杯，煎二杯，临卧二杯，煎一杯服，每日一帖，连服七日，未发者暗消，已发者收敛，不过十四帖全愈。《济世》

梅癣

杨梅疮癣。轻粉二钱，杏仁四十二个，去皮，研，洗疮拭干搽之，三次即愈，干则鹅胆汁调。《卫生》

轻粉、大风子肉等分，为末，涂之即愈。《岭南》

浮萍煎汁，浸洗半日，数日一次。《集简》

结毒

紫金丹。治远近结毒，筋骨疼痛，日久腐烂，臭败不堪，或咽、喉、唇、鼻破坏，诸药不效，龟板以酒浆上下蘸涂炭火炙焦黄，二两，九孔石决明煅红，童便淬一次、朱砂各二钱，为极细末，烂米饭丸麻子大，每服一钱，看病上下分食前后，筋骨疼痛，酒下；腐烂，土茯苓汤下；至重者四十日愈。《正宗》

苍术一两，川椒三钱，水五碗煎至四碗，将结毒对罐口熏之温洗，净布挹干。《正宗》

结毒腐臭，脓水淋漓，用细块矾红、明净松香等分研细，麻油调稠，洗净患处，搽上油，纸盖，软布条扎紧，勿令血行，三日一换，兼治诸毒顽臁等疮。《正宗》

疳毒 便毒 鱼口 横痃

生阴茎头上者为下疳，取壁钱①灯上烧存性，为末，加冰片少许，搽上立刻止痛。《急救》

凤凰衣炒黄、孩儿茶等分，研细，甘草、瓦松煎汤洗净，用药敷之。《急救》

取溪港年久螺蛳壳，烧灰，敷。《奇效》

红枣一枚，去核，以明矾填入枣内，外用大五倍子一个，将枣放入，炭火煅过，研末，加血竭、冰片共研极细，米泔水洗净敷之，一二次愈。《急救》

妒精阴疮。铅粉二钱，银杏仁七个，铜铫内炒至杏黄，去杏取粉，出火毒，研搽，效。《集简》

阴头生疮。蜜煎甘草末，频涂神效。《千金》

便毒

生右边者为便毒。贯众，酒服二钱。《鄙事》

胡桃七个，烧存性，研酒下，不过三服。《儒门》

肥皂②，捣烂敷之。《简便》

---

① 壁钱：别名壁镜、壁虫、壁蟢，是蜘蛛的一种，具有清热解毒、定惊、止血的作用。

② 肥皂：指皂角。

金银花、甘草、黄芪各五钱，水、酒各一碗，煎好，空心服。《济世》

棉花子瓦上煅存性，为末，每日空腹酒下二钱，连服三次全消，兼治血崩。《济世》

黄葵花子十七粒，皂角半挺，为末，石灰同醋，调涂。《永类》

鱼口

生左边者为鱼口，端午日午时，取树上青胡桃，筐内阴干，临时烧为末，黄酒服少许，一二次有脓自大便出，无脓即消，二三服平。《经验》

生白矾、五灵脂各五钱，为末，黄酒冲服，即内消。《急救》

槐子七钱，炒黄，酒煎热服，取汗为度，兼治破伤风。《急救》

瓦松为末，鸡子清调敷，不出脓，效。《急救》

横痃

生小腹下阴毛间者为横痃。白石榴树皮去外面粗者，晒干切片，好酒煎服。《急救》

朱砂二分，入好热烧酒内，尽量饮，后用棉被盖暖，出汗为度。《急救》

生山药、砂糖，同捣敷即消，先以面涂四围，后敷。《急救》

肥皂核烧存性，研一小酒杯，加黄铜细末二分，空腹酒服，以醉为度，一夜即消，亦治便毒。《急救》

| 痔漏 痔疮 血痣 漏疮 |

久近痔漏。莲花蕊、黑牵牛头末_{各一两半}，当归_{五钱}，为末，每空心酒服二钱，忌热物，五日见效。《集效》

椒目_炒，研细，空心水服三钱，如神。《海上》

黑枣_{去皮核}，三十枚，皂矾_{露晒色白为度}，九钱，捣丸三十颗，每日空心细嚼一丸，滚水下能生肌化管。《济世》

如圣散。治肠风痔漏，萆薢、贯众_{去土}，等分，为末，每服三钱，空心温酒服之。《秘宝》

姜黄_{四钱}，铜绿_{五分}，王不留行子_{八钱}，为末，香油调搽，半月自愈，有管者神效。《急救》

先以木鳖子煎汤熏洗，用葱涎、白蜜和涂之，其冷如冰即效。《仲举》

荆芥煎汤，日洗。《简易》

百草霜、皮硝，煎水，熏洗极妙。《济世》

痔疮

痔疮初起，马齿苋不拘鲜干，煮熟急食之，以汤熏洗一月，内外孔闭即愈。《经验》

反花痔。木瓜为末，鳝鱼身上涎调贴，以纸护住。《集要》

胡桃一个，打开作两半，去肉入五倍子末，仍合好，泥固，烧存性研，空心白汤调服。《验过》

痔发肿痛。萹蓄捣汁服一升，未瘥再服，或取汁和面作馄饨煮食，日三次。《药性》

内痔不出。草乌为末，津调点肛门，内痔即反出，乃用药敷治。《集验》

风肿作痛。胡麻子煎汤洗，即消。《普济》

蔓荆子炒黄色，研为末，豆腐水下三钱。《济世》

胡黄连末，鹅胆汁调搽。《集效》

蛇床子，煎汤熏洗。《简便》

先以皂角烟熏后，将鹅胆汁调白芷末，涂即消。《摘要》

木鳖仁带润者，雌、雄各五个，乳细作七丸，碗覆湿处，勿令干，每用一丸，唾化开贴之，痛即止，一夜一丸，自消。《集简》

盆盛沸汤以器盖之，留一孔，用洗净韭菜一把泡汤中，乘热坐孔上，先熏后洗数次，自然脱体。《袖珍》

冬瓜煎汤洗。《袖珍》

片脑一二分，葱汁化搽。《简便》

五倍子一个，钻孔入水银一钱，黄泥固，火煅红，冷定加冰片半分，研为末，津唾调搽，如疼，加乳香、没药。《急救》

番木鳖，井水磨搽，数次即消。《济世》

鸡冠痔。黄连末敷，加赤小豆末尤良。《斗门》

血痔

血痔，肠风，酒痢，鼠痔，诸般下血。贯众须内肉赤色者，去皮毛，剉焙为末，每服二钱，空心米饮下。或醋糊丸梧子大，每米饮下三四十丸。或烧存性，出火毒，为末，入麝香少许，米饮调服二钱。《普济》

酒痔。青蒿用叶不用茎，用茎不用叶，为末，粪前冷水，粪后水酒，调服。《永类》

痔血。益母草叶捣汁服之。《心镜》

五痔下血。杏仁半斤，去尖皮及双仁者，水三升，研，滤汁，煎减半，同米煮粥食之。《心鉴》

血痔神效。山漆一两，扁柏叶一两，烧灰存性为细末，无灰酒下，或米汤下二钱，三服即愈。《急救》

肠痔有血。葱白三斤，煮汤熏洗。《外台》

内痔下血。木耳炒枯存性，研末，每三钱，同青柿饼服，忌辛辣。《济世》

内痔便红。新柏子仁微炒，空心，滚水整服一钱。《济世》

漏疮

漏疮肿痛。苦参煎汤，日洗。《直指》

猪胆七个，绵胭脂十个，洗水和匀，搽七次即可。《救急》

蝼蛄漏。茜根烧灰、陈石灰等分，为末，油调敷。《儒门》

| 瘰疬 痰核 |

男女瘰疬。牡蛎煅，研末，四两，元参末三两，面糊丸梧子大，每服三十丸，酒下，日三服，服尽除根。《经验》

文武膏。治瘰疬结核，用桑葚子墨熟者，以布取汁，银石器熬成膏，每白汤调服一匙，日三服。《保命集方》

蛇盘瘰疬，头项交接者。海藻菜以荞麦炒过，白僵蚕炒，等分，为末，以白梅泡汤，和丸梧子大，每服六十丸，米饮下，必泄出毒气。《得效方》

取水红花子不拘多少，一半微炒，一半生用，同研末，食后好酒调服二钱，日三服，已破者亦治。《衍义》

瘰疬马刀，不问已溃未溃或日久成漏。用夏枯草六两，水二盅，煎七分，食远温服，虚甚者则煎汁熬膏服，并可涂搽患处。《外科经验》

鼠瘘。元参浸酒，日饮之。《开宝》

瘰疬初作未破，作寒热。草乌头半两，木鳖子二个，以米醋磨细，入捣烂葱头、蚯蚓粪少许，调匀敷上，以纸条贴，中留一孔通气。《医林正宗》

鲜鲫鱼、生山药同捣烂，敷之极验。《汪观察方》

未穿者，马齿苋、靛花同捣，日涂取效。《简便》

铅三两，铁器内炒，取黑灰醋和涂上，故帛贴之，频换，去恶汁，如此半月，不痛不破自消。《急救》

鼠核未成脓，以柏叶捣涂，炒热盐熨之即愈。《急救》

土墙上白螺蛳壳为末，日日敷之。《谈尘翁方》

不敛，干姜为末，姜汁打糊，和作剂，以黄丹为衣，每日随疮大小入药在内，追脓尽生肉，口合为度，如不合，以葱白汁调大黄末，搽之即愈。《救急》

痰核

痰核如指大，红肿者。用烧石灰窑中流结土渣，轻虚而色赭名为煤赭，为末，菜油调搽，其肿即消，出脓者膏药贴之。《时珍》

痰核，红肿寒热，状如瘰疬，石灰火煅为末，白果肉同捣贴之，蜜调亦可。《心统》

头核脑痹，头枕后生痰核，正者为脑，侧者为痹，用轻虚白浮石烧存性，为末，入轻粉少许，麻油调扫涂之，勿用手按，恐涨，或加焙干黄牛粪尤好，亦能治头瘟①。《直指》

---

① 头瘟：瘰疬的一种。

诸毒 腹毒 肺痈 多骨 悬痈 附骨 裹痈

腹毒

腹内生毒，在肠脏不可药治者，取皂角刺，不拘多少，好酒一碗。煎至七分，温服，其脓血悉从小便中出，不饮酒者水煎亦可。《经验》

肺痈

肺痈[①]。绿橘叶洗，捣，绞汁一盏服，吐出脓血即愈。《经验》

多骨

多骨痈。以紫玉簪花根捣烂，敷上，其骨自出。《急救》

悬痈

悬痈。用大粉草四两，长流水浸透，炭火上炙干，再浸再炙三次，切片，当归身各三两，水三碗，慢火煎，去渣熬成膏，空心无灰热酒化下三钱，未成者即消，已成者即溃，既溃者即敛，最效。《正宗》

---

① 肺痈：原作"肚痈"，疑误。

附骨

附骨疽。如环跳穴痛不止，肉色漫肿难辨，宜服三生散，露蜂房、蛇蜕、乱发_{洗净，各等分}，煅灰存性，为末，酒服一钱匕，兼治疮口久不合。《寿世》

囊痈

囊痈。用野紫苏叶，面青背红者是，焙干为末，敷之，如燥以香油调敷，囊脱无皮者，以青荷叶包裹，其皮自生。《保元》

大 风

大风癞疮。大黄_{煨，一两}，皂角刺_{一两}，为末，每服方寸匕，空心温酒下，取出恶毒物品如鱼脑状，未下再服，有如乱发之虫，取尽，乃服雄黄花蛇药，名通天再造散。《十便》

大风疠疾。凌霄花_{五钱}，地龙_焙、僵蚕_炒、全蝎_炒，各七个，为末，每服二钱，温酒下，先以药汤浴过，服此出臭汗为效。《家珍》

大麻风及紫游风。苦参为细末，水发为丸，上部好黄酒下，下部白酒下。加当归亦妙，外以良姜、荜茇末，细绢包之，将水微润毒上，常以药包扑之，毒散为度。《急救》

大麻风。经霜皂角刺不拘多少，为极细末，空心酒调服二钱，隔一日服一次。《济世》

癞风眉落。生半夏、羊屎_{烧焦}，等分，为末，自然姜汁，日调涂之。《圣济》

面生紫块疙瘩，渐成麻风。用穿山甲灰、炒川椒_{为末}，各二钱，生姜汁、土大黄根汁调稠，绢包擦，忌动风发物。《正宗》

癣 牛皮顽癣

癣疥满身。何首乌、艾叶_{等分}，水煎浓汤洗浴，甚能解痛生肌。《博济》

虫癣。清晨采露水丝瓜叶_{七片}，逐片擦癣七下，如神，忌鸡鱼发物。《摄生》

久癣成湿疮。芦荟_{一两}，炙甘草_{五钱}，研末，先以温浆水洗癣，拭净敷上，干便瘥。《传信》

头面上癣。熟鸡脑涂即好。《急救》

癣疮。杜大黄根、红凤仙花二味，忌铁捣烂，青布包，蘸醋擦即愈。《急救》

四湾癣疮，痛极痒极，湿淋，每逢阴处即生，又名雁来风，但以黄豆炒熟为末，生桐油调涂数次，好。《急救》

癣初生，嚼盐频擦之。《千金》

眉中练癣。栀子烧，研，和油敷。《保幼》

牛皮顽癣

牛皮顽癣。雌黄末入轻粉和猪膏涂。《直指》

牛皮风癣。生驴皮一块，以朴硝腌过，烧灰，油调搽之，名一扫光。《李楼奇方》

牛皮癣、梅花癣。金钱松根皮，捣烂擦之，得热方止，五六次全愈。《急救》

牛皮癣极痒抓烂。用牛脚爪烧灰存性，为末，香油调搽立效。《寿世》

疮疥 疥癞 脓窠 湿疮 疖毒 久疮 胯脊 对口 恶疮 石毒 灸疮

疥癞

疮疥瘙痒。油胡桃一个，雄黄一钱，艾草杵烂一钱，捣匀绵包，夜卧裹阴囊历效，勿洗。《集简》

有虫，石灰淋汁洗数次。《孙真人方》

遍身风痒生疥。茵陈煮浓汁洗之，立瘥。《千金》

恶疮癣癞，久不瘥者。苦葫芦一枚，煮汁擦之，日三度。

《肘后》

疥疮虫痒。花椒、雄黄、蕲艾为末，用纸卷筒放被内熏。

《寿世》

疥疮。用大风子肉三十个，潮脑三钱，水银一钱，油核桃仁十个，共研，不见水银星为度，瓷器蜜[①]收勿泄气，用时擦手心内，鼻闻即愈，或搽亦妙。《李怀严传》

坐板疮。花椒一钱，炒，胡椒七分，枯矾一钱，人言一分，为末，柏油调搽。《寿世》

脓窠

脓窠疮。雄黄二钱五分，硫黄二钱，黄柏二钱，石膏一钱，为细末，菜油调涂，立效。《急救》

一切诸疮。五倍子、黄柏等分，为末，敷之。《普济》

湿疮

风湿疮疥。脚腨[②]及曲腋[③]中痒，搔则黄水出者是，以青竹筒三尺，著大豆一升在内，以马屎糠火烧熏，以器两头取汁搽之，先以泔清和盐洗，不过三度，极效。《千金》

黄水疮。松香不拘多少，为末，用纸卷药在内，搓成条以线缚定，入香油内一浸取出，火燃着滴药入碗内，取搽疮上。

《急救》

---

① 蜜：疑作"密"。

② 腨：音 shuàn，又称"腓"，指小腿肚。如《灵枢·寒热》曰："腓者，腨也。"

③ 曲腋：肘的别名。

风疮不愈。陈菜子油同穿山甲末熬成膏涂之。《摄生》

脚肚风疮如癞。桐油、人乳_{等分}，扫数次即愈。《集简》

血风疮。用石膏、硫黄、百草霜_{各等分}，研细，柏^①油调搽。

《寿世》

疖毒

一切热疖时毒肿痛。用芙蓉叶、菊花叶同煎水，频熏洗或捣

敷。《鄞事》

醋调白芷末，敷。《易简》

芸薹子^②、狗头骨等分，为末，醋和敷。《千金》

鼠粘子叶^③贴之。《千金》

未破者，以草乌头为末，入轻粉少许，腊猪油和搽即愈。

《普济》

已破，用益母草捣敷，甚妙。《斗门》

疮口不合。秦艽为末，掺之。《直指》

红玉散。生肌止痛，去恶水，寒水石_{烧赤}，研，二两，黄丹_半

_两，为末，掺之。《和剂》

恶疮，胬肉突起。乌梅肉_{烧存性}，研，敷恶肉上，一夜即尽，

真奇方也。《简便》

疮伤，风水肿痛。取葱青叶同干姜、黄柏等分，煮汤浸洗，

立愈。《食疗》

---

① 柏：指乌桕，大戟科，落叶乔木，种子外面有一层白色腊肪称"桕脂"，种子可榨油。

② 芸薹子：为十字花科植物油菜的种子，具有行血破气、消肿散结之功效。

③ 鼠粘子叶：牛蒡叶。

伤水气。用水红花根茎，煮浓汁渍之，兼治脚气。《苏颂》

抓疮伤水，肿痛难忍。以耳垢封之，一夕水尽出愈。《本草》

疮中生蛆。绿矾末掺贴，即化为水。《摘元》

疮头黑凹。荞麦面煮食即发起。《直指》

痂痒作痛。扁豆捣封，痂自落。《肘后》

疮痂痒痛。萹蓄捣封，落即瘥。《肘后》

真君神妙散。治一切恶疮，好硫黄三两，荞麦粉二两，为末，井水和，捏作小饼，日干收之，临用细研，新汲水调敷，痛者即不痛，不痛者即痛而愈。《坦仙》

一切无名肿毒初起。真香油一盏，温热饮之，毒不攻心，可缓治。《救急》

白矾不拘多少，为末，入新汲水，内用粗纸三张浸，以一张贴患处，频频更换数次，立消，能治一切肿毒。《寿世》

一切无名肿毒初起。牙皂七个，烧存性，为末，真蛤粉炒过，七钱，搅匀，生酒调敷。《救急》

石灰、葱白、马齿苋各一斤，湿捣为饼，阴干，用时为末，治诸恶疮毒即效。《寿世》

久疮

多年恶疮。陈石灰研细，鸡子清调和成块，煅过再研，姜汁调敷。《救急》

蒲公英捣烂，敷。《急救》

天茄叶贴或为末敷。《救急》

疮久成漏，忍冬草浸酒常饮。《要诀》

马齿苋捣烂封，或取汁煎稠敷。《千金》

胯脊

胯眼脊肿。山药、砂糖同捣，涂上即消，先以面涂四围乃上。《简便》

对口

对口疮，野苦荬①擂汁一盅，入姜汁一匙，和酒服，以渣敷一二次即愈。《经验》

恶疮

卒生恶疮，不可名识，及面上恶疮，用柳叶或皮水煮汁，少入盐，频洗。《肘后》

牛膝根捣敷。《千金》

石毒

服丹石发疮，痛不可忍，用纸圈围之，中心填硝石令满，以匙抄水淋之，觉不热痛即止。《手集》

灸疮

灸疮。瓦松 阴干为末，先以槐枝葱白汤洗，后掺之，立效。亦治疮口不收。《济生》

---

① 野苦荬：败酱草。

芙蓉花研末，敷。《奇效》

| *瘰疬* 疣目 |

项下瘰疬。鼠粘子根^①—升，水三升，煮一升半，分三服，或为末，蜜丸常服。《救急》

项后结核或赤肿硬痛。生山药—挺，去皮，蓖麻子二个，去壳，同研贴之。《救急》

虾蟆疙瘩，项肿。鸡子清调青黛，逐日搽自消。《急救》

气颈。鬼馒头^②煅存性，二两，桔梗、青皮各六钱，为末，食远，酒下一钱，久服全消。《急救》

疣目

疣痣瘤赘。以桑灰淋汁熬膏，加石灰刺破点。《普济》

腋下瘰疬。长柄苦葫芦烧存性，研末，搽之自消。《集简》

眼胞上瘤疣。生南星末，醋调敷。《急救》

身面上生疣目。硇砂、硼砂、铁锈、麝香等分，研，擦三次自落。《集效》

地肤子、白矾等分，煎汤频洗。《寿世》

---

① 鼠粘子根：牛蒡根。

② 鬼馒头：为木莲的别名。

蜡纸卷硫黄末少许，点火焠有声自去。《普济》

艾火灸三壮即除。《圣惠》

南星末，醋调涂。《简易》

黑子疣赘。续随子熟时涂之，自落。《普济》

手足疣目。盐敷上，以舌舐之，不过三度即瘥。《肘后》

手足疮毒 肿毒 趾烂 掌风 鸡眼 冻疮 皲裂 脚疮 臁疮

肿毒

指生无名肿毒，痛不可忍。白及末一钱，蟾酥三分，共和鸡子清调涂立消。《急救》

代指肿痛。芒硝煎汤渍之。《圣惠》

趾烂

手掌背连虎口边肿毒。用猪肉台上刮下木屑如膏，作饼贴患处即愈。《急救》

毒攻手足，肿痛欲断。苍耳捣汁渍之，滓敷，立效。春用心冬子。《千金》

甲疽肿痛。石胆矾一两，烧烟尽，研末，敷即瘥。《梅师》

掌风

鹅掌风。蕲艾_{四五两}，水_{四五碗}，煎五六滚，盛大口瓶内，麻布二层扎口，将手心放瓶熏冷再热。《积善堂方》

鸡眼

趾间肉刺鸡眼作痛。地骨皮同红花研细，敷，次日即愈。《闺阁事宜》

黄丹、枯矾、朴硝_{等分}，为末，搽之，次日洗二三遍，愈。《鄙事》

冻疮

手足及耳上冻疮作痒。蟹螯壳_{烧灰}，研末，菜油调搽患处。《急救》

山药一截，磨泥敷。《事亲》

足上冻疮。以醋洗，研藕敷之。《千金》

发裂。以甘草汤洗，用黄连、黄柏、黄芩末，入轻粉麻油调敷。《尘翁》

皲裂

手足皲裂。白及末水调塞之，切勿犯水。《济急》

脚疮

脚膝烂疮。金星草①背上星刮下，敷之即干。《集简》

臁疮

臁疮。杏仁去皮尖，纸压去油取霜，五钱，轻粉五分，和匀，将雄猪脊髓搥和，先用黄柏水洗净拭干敷上，外以绢帛包好，三四日效。《急救》

不合口。血竭为末敷之，以干为度。《济急》

蛀脚臁疮。干马齿苋，研细末，蜜调敷上一宿，其虫自出，神效。《海上》

臁胫烂疮。用柿霜、柿蒂等分，烧，研细，敷之，甚效。《杂与》

覆盆叶为末，用酸浆水洗后掺之，日一次，以愈为度。《直指》

经年不愈。盐中黑泥，晒研，搽之。《永类》

口冷不合。熟艾烧烟熏之。《经验》

臁疮不敛。葱盐汤洗净拭干，以马屁勃末敷之。《仇远稗史》

黄柏去皮，一两，轻粉三钱，为末，猪胆汁调涂，湿则干掺。《寿世》

---

① 金星草：凤尾草。

天泡翻花 天泡湿疮 翻花疮

天泡湿疮

天泡湿疮。野菊花根、枣木，煎汤洗之。《集成》

天花粉、滑石_{等分}，为末，水调搽。《普济》

生百合捣涂，一二日即效。《集简》

莲蓬壳_{烧存性}，研末，井泥调涂，神效。《海上》

日久烂疼。石膏_煅、轻粉_{各一两}，青黛、黄柏_{各三钱}，研细，甘草汤洗，掺之止疼。《正宗》

茶子_{烧存性}，香油调敷，效。《急救》

荷花瓣，阴干贴之。《简便》

天泡热疮，蓝叶捣敷。《集简》

丝瓜叶捣汁，露一宿，和铅粉少许调敷，或井底泥搽即愈。《济世》

发热肿胀。杭粉_{一两}，轻粉、石膏_煅、蛤粉_{各三钱}，研极细，挑破掺之，或捣丝瓜叶汁调搽，冬月用染缸青靛汁调。《正宗》

翻花疮

翻花疮，肉如饭粒，破之血出，随生反出。苍耳叶捣汁服三

合，并日涂二次。《圣济》

鼠尾草根切，同猪脂捣敷。《圣济》

马齿苋烧研，猪脂和敷。《简便》

胭脂、贝母各三钱，硼砂、没药各二钱，胡粉二钱五分，为细末，先用温浆水洗净，敷之。《寿世》

火丹 缠腰丹 赤游风

火焰丹毒。醋和石灰敷，或同青靛涂。《摘元》

鸡子清调银朱，涂之。《怪症》

水调芒硝末涂。《梅师》

水藻捣敷极厚，干即易，效无比，并治热毒。《保生》

从头起者，生葱汁涂。《圣济》

发足踝者，捣蒜厚敷，干即易。《肘后》

白色块为冷丹，姜皮一撮，煎汤洗即退。红色块为热丹，紫背浮萍煎汤洗。《急救》

一切火丹。伏龙肝一两，乱头发二两，煅灰研末，水调敷，或鸡子清调涂。《谭氏》

缠腰丹

缠腰丹，又名蛇缠。旧伞纸烧存性，为末，香油调匀，敷之。

《急救》

腰生红瘤[①]，两边生红筋，缠至脐必死。金墨水磨浓，和雄黄末涂之。《急救》

剪春罗花或叶，捣烂，蜜调涂。《证治》

莴苣捣烂涂，或研莴苣子涂之。《戴氏》

赤游风

赤游风，忽然肿痒，不治杀人，野葡萄根，捣如泥，涂即消。《通变》

新生荷叶，捣烂入盐，涂之。《摘元》

芥菜，青盐捣敷。《急救》

铁锈水涂。《惠济》

五倍子_{焙研}，热酒服一钱，自消。《大全》

大麻子仁，捣末，水和敷。《千金》

| 乳痈 吹乳 乳裂 |

橘香散。未成即散，已成即溃，神验不可云喻，孕妇忌之。真陈橘皮，以汤浸去白，晒面炒微黄，为末，每服二钱，麝香调

---

① 瘤：指皮肤上起的鸡皮疙瘩。

酒下，初起一服效。《张氏》

乳痈肿痛，一醉膏。石膏煅红，出火毒，研，每服三钱，温酒下，添酒尽醉，睡觉再进一服。《陈日华方》

山慈菇叶，入蜜，捣涂疮口，候清血出，效。兼治便毒。《慎微》

初起，用白芷、贝母各二钱，为末，温酒服。《秘传》

紫苏煎汤，频服并捣敷。《海上仙方》

白面半斤，醋煮为糊，涂之即消。《圣惠》

坚硬者，以罐盛醋，烧热石投之二次，候温渍乳，冷则更烧热石投之。《千金》

初起，以葱汁一升，顿服之即散。《千金》

蔓菁根并叶去土，不用水洗，盐和捣涂，热即换，不过三五次即瘥。冬月用根，救人甚效，须避风。《手集》

真桦皮烧存性，研，无灰酒温服方寸匕，一服睡觉即瘥。《灵苑》

脂麻①炒焦捣烂，以灯盏内油脚调敷即散。《集元》

黄明水胶，以浓醋煮化涂。《简便》

真羚羊粪烧灰为末，麝香少许，无灰酒调服。《急救》

乳肿。用半夏一个，米泔水洗去皮、涎，以线穿定，左肿塞左鼻，右肿塞右鼻，待消去之。《急救》

乳岩硬如石。槐花炒黄为末，黄酒下三钱即消。《急救》

乳内有块，疼痛难忍。鸡子清二枚，将好酒顿滚热倾入服，

---

① 脂麻：芝麻。

立效。《急救》

勒乳成痈。益母草为末，水调涂一宿自瘥，生捣敷亦妙。
《圣惠》

吹乳

产后吹乳，肿硬疼痛，轻为妒乳，重为乳痈。用瓜蒌根末一两，乳香一钱，为末，温酒服二钱。《永类》

半夏一个，煨研，酒服立愈。一方研末，随左右嗜鼻。《经验》

水调面煮糊欲熟，即投无灰酒一盏，搅匀热饮，令人徐徐按之，药行即瘥。《圣惠》

远志焙、研，酒服二钱，滓敷。《袖珍》

贝母末吹鼻，大效。《得效》

茄子花烧灰，油调搽即消。《急救》

陈皮、甘草各一两，水煎服。《急救》

乳裂

乳头裂破。秋月冷茄子裂开者，阴干，烧存性，研末，水调涂。
《补遗》

胭脂、蛤粉为末，敷。《得效》

金 疮

金疮。马兰草阴干为末，刀斧损伤及跌打破碎，流血不止，掺之，如要紧，不及为末，即将此草捣烂涂之，其应如神。《急救》

金疮出血。车前叶捣敷。《千金》

研血竭末敷之，立止。《广利》

柳絮封之即止。《外台》

刀斧伤疮。荷叶烧研搽之。《集简》

金刀斧伤。用独壳大栗研敷，如仓卒嚼敷亦可。《集简》

折伤金疮。干梅_{烧存性}，敷之一宿，瘥。《千金》

金枪折伤血出。用葱白连叶煨热，或过锅烙炒热，捣烂敷之，冷即再易。《集简》

刀斧伤损。白及、石膏_煅，等分，为末，掺之，可收口。《济急》

刀箭金疮不合。茅花掩上，止血并痛。《肘后》

刀刃金疮。石灰裹之，定痛止血又速愈，疮深不宜速合者，入少滑石敷之。《肘后》

金疮扑损。用青蒿捣封之，血止则愈。《肘后》

金疮。夏枯草嚼烂掩上，兼治扑损。《易简》

金疮内漏。牡丹皮为末，水服三指撮，立尿出血。《千金》

刀箭伤疮。香白芷嚼烂涂之。《集简》

｜跌打损伤｜

跌扑损伤，筋断骨折，痛不可忍。用路傍墙脚下人便溺处陈碎瓦片一块，洗净火煅，米醋淬五次，黄色为度，刀刮细末，每服三钱，好酒调下，在上食后，在下食前，极能理伤续断，勿以贱而忽之，名为秘传神效散。《经验》

打死者，用松节槌碎，一二升，入铁锅内，炒起青烟为度，以老黄酒二三斤，四围冲入即滤净，候半热，开牙灌入即活。《急救》

打伤肿痛，无名异①为末，酒服赶下四肢之末，血皆散矣。《集验》

熟麻油和酒饮之，以火烧地令热卧之，觉即疼肿俱消，其法甚妙。《行营杂录》

半夏末，水调搽，过夜去青。《急救》

打扑伤痕，瘀血滚注，或作潮热者。大黄末姜汁调涂，一夜黑者紫，二夜紫者白也。《集简》

---

① 无名异：又名土子、秃子、铁砂等，为氧化物类矿物软锰矿的矿石，具有活血止血、消肿定痛之效，常用于跌打损伤、痈疽肿毒、创伤出血。

血聚，皮不破者，用萝卜或叶捣封。《邵氏》

擦伤，皮破血出，风寒所著，痛不可忍，用葱杵碎，入盐少许，炒热掩上，其痛即止，冷则再易。《急救》

出血不止，以陈紫苏叶蘸所出血，接烂敷之，不作脓，且愈后无瘢痕。《永类》

坠伤扑损，瘀血在腹内者。刘寄奴、骨碎补、延胡索各一两，水二升，煎七合，入酒及童便各一合，温服。《千金》

脑破骨折。蜜和葱白捣匀厚封，立效。《肘后》

拗闪出骨窍等证。蚕沙、绿豆粉各四两，各炒黄，枯矾二两四钱，为末，醋调敷，绢包缚定，换三四次即愈，忌产妇近之。《经验》

骨折疼痛。五灵脂、白及各一两，乳香、没药各三钱，为末，热水同香油涂患处。《乾坤秘蕴》

童便入少酒饮之，其功甚大。《外科发挥》

胡桃仁和温酒，顿服，便瘥。《图经》

黄葵子研末，酒服二钱。《海上》

多年损伤不瘥者，冬瓜子为末，温酒服下。《孙真人方》

取葱新折者，炉火煨热剥皮，其中有涕，便掩损处，仍多煨，续易热者，立止痛。《急救》

绿豆粉新铫炒紫，新汲水调敷，以杉木皮缚定，神效。《澹寮》

白面、栀子仁同捣，以水调敷即散。《急救》

破伤中风

独圣散。苏木为末，每酒下三钱，立效。《普济》

威灵仙半两，独头蒜一个，香油一钱，同捣烂，热酒冲服，汗出即愈。《易简》

发热，蝉蜕炒研，酒服一钱，神效。《医学正传》

雄黄、白芷等分为末，酒煎灌之即苏。《经验》

追风散。蝉蜕为末，葱涎涂破处，即时取去恶水，立效。《普济》

夺命散，又名玉真散，治打扑金刃伤及破伤风。伤湿发病，强直如痫状者，天南星、防风，等分为末，水调敷疮，出水为妙，仍以温酒调服一钱，已死心尚温者，热童便调灌二钱，斗殴内伤坠压者，酒和童便，连灌三服即苏，亦可煎服。《三因》

金疮中风，痉强欲死。用生葛根四两，以水三升，煮取一升，去滓分服，口噤者灌之。若干者捣末调三指撮，仍以此及竹沥，多服取效。《广利》

角弓反张。取蒜一升，去心，无灰酒四升，煮极烂，并滓服之，须臾得汗即瘥。《外台》

金疮中风。自己小便，日洗二三次，自愈。《圣惠》

| 刑杖损伤 |

杖疮。雄黄二分，密陀僧一分，研末水调服，极妙。《救急》

凤仙花叶，捣如泥，涂肿破处，干则又上，一夜血散即愈。冬月取干者研末，水和涂之。《通变要法》

绿豆粉炒研，以鸡子白和涂，妙。《生生编方》

杖伤青肿，豆腐切片贴之，频易。一法以烧酒煮贴，色红即易，不红乃已。《拔萃》

用湿绵纸铺伤处，以烧过酒糟捣烂，厚铺纸上良久，痛处如蚁行，热气上升即散。《简便》

大黄末醋调涂，或童便涂。《摘元》

杖丹膏。真轻粉七分，半夏三钱二分，朝脑三钱二分，乌猪皮油二两，将药捣烂，以油纸摊上，包贴即愈。若加冰片一分半，止痛。《急救》

夹棍挫伤。生大黄一两，刘寄奴叶一两，南星一两，樟脑三钱，共为细末，用葱汁调敷伤处，煎刘寄奴汤当茶，虽骨伤如腐亦好，或以此熬膏贴亦妙，兼治跌打损伤。《急救》

预服无名异末，酒下三五钱，则杖不甚痛，亦不甚伤。《试效》

| 刺抓损伤 |

竹木入肉不出。鹿角烧末，水和涂上，立出，久者不过一夕。《千金》

头垢涂之即出。《简易》

白茅根_{烧末}，猪脂和涂，风入成肿者，亦良。《肘后》

刺伤中水肿痛。煮韭热揾之。《千金》

苇刺入肉。生嚼栗子敷之。《外台》

箭刀在肉，及咽喉、胸膈诸隐处不出。酒服瞿麦末方寸匕，日三服，亦治竹木刺，水服或煮汁饮。《千金》

箭镞不出，针刺入肉。瓜篓根捣敷，日三易，自出。《海上》

箭镝在咽，或刀刃在咽膈诸隐处。杵杏仁敷之。《肘后》

箭穿割耳。马粪热敷，痛止。《急救》

箭入肉。象牙刮末，水和敷之，即出。《易简》

鱼骨刺肉不出。咀吴茱萸封，当腐出，如吞入腹刺痛，以水煮一盏，温服，骨必软出，未出再服。《食疗》

抓破面皮。生姜自然汁，调轻粉末搽，无痕。《救急》

香油调铅粉搽之，一夕愈。《集简》

面皮跌破或抓破，以人乳频涂，立结靥，即日愈。《急救》

｜汤火伤灼｜

汤火伤灼。皂矾和凉水浇之，疼即止，肿亦消。《经验》

甘草煎蜜涂。《李楼》

白及末，油调敷。《赵真人方》

苦参末，油调敷。《卫生》

瓶盛麻油，以箸就树，夹取黄葵花浸之，勿犯人手，密封久藏，遇伤取油涂，甚妙。《经验》

瓦松、生柏叶同捣敷，干者为末。《摘要》

井中苔捣敷。《宏景》

荞面炒黄，研末，水和敷之如神。《奇效》

胡麻生，研如泥，涂之。《外台》

速用醋淋洗，并用醋泥涂之，甚妙，无痕。《千金》

菜子油调蚯蚓屎，搽之。《简便》

大豆煮汁饮，易愈，无瘢，解毒。《秘录》

馒头饼烧存性，研末，油调敷之。《肘后》

汤火，热油烫烧，鼠屎、清油各一两，煎滚，候温，敷上，痛即住，随结干皮，愈。《急救》

汤火及花火伤肌，生萝卜捣涂，子亦可。《圣济》

火烧成疮，胡桃仁烧黑，研敷。《集简》

汤火伤疮，焮赤疼痛，毒成脓，用此拔毒止痛，敛疮口。麻油四两，当归一两，煎焦去滓，入黄蜡一两，搅化放冷，帛摊贴之，神效。《医林》

解中诸毒 药毒 砒毒 食毒 酒毒 铜铁

药毒

金石药毒。用黑铅一斤，镕化，投酒一升，如此十余次，待酒至半升，顿服。《胜金》

解藜芦毒。水服雄黄末一钱。《外台》

解狼毒毒。盐汁饮之。《千金》

中巴豆毒。下痢不止，黄连、干姜等分，为末，水服方寸匕。《肘后》

解乌头、附子、天雄、芫花、野菌毒，防风煎汁饮之。《千金》

雄黄毒。防己煎汁服。《备急》

丹药毒。萱草根，研烂取汁服。《事林》

服药过剂，闷乱。饴糖食之。《千金》

狼烟入口。醋少许饮之。《秘方》

解钩吻毒，面青，口噤欲死。葱涕唊之即解。《千金》

解射罔毒。大麻子捣汁饮之。《千金》

砒毒

砒硫毒。黑铅煎汤服之即解。《集简》

中砒霜毒。郁金末_{二钱}，入蜜少许，冷水调服。《事林》

砒石毒。白芷末，水服二钱。《事林》

砒毒。以酱调水服即解。《时珍》

饮醋醋得吐即愈，不可饮水。《广记》

桐油_{二升}，灌之，得吐即解。《华佗》

将死。五倍子_{三两}，煎水温服。《急救》

生矾、熟矾_{各二钱}，冷水下。《急救》

礜砒毒。大豆煮汁饮。《肘后》

食毒

食毒。用硼砂_{四两}，甘草_{四两}，真香油_{一斤}，瓶内浸之，遇毒服油一小盏，久浸更佳，兼治一切恶疮。《经验》

闭口椒毒。吐白沫，身冷欲死，以地浆饮之。《急救》

牛马肉。毒甘草煮浓汁，饮一二升，或煎酒服，取吐或下，若渴，切不可饮水，饮之即死。《千金》

食蟹中毒。紫苏煮汁饮二升，或用子亦可。《金匮》

诸鱼毒。鸡苏浓煮汁饮，良。《肘后》

鸡子过多。饮醋少许，即消。《广记》

密器藏肉，盖过夜者，为郁肉，屋漏沾者为漏脯，并有毒，捣韭汁饮之。《备急》

豆腐毒。饮萝卜汤即解。《肘后》

莴苣诸菜毒。饮生姜汁即解。《小品》

菌毒。梨叶捣汁服。《吴瑞》

犬马肉毒。心下坚硬，或腹胀口干，发热妄语及中鯸鮧①蟹毒，并药箭毒，用芦根煮汁服。《急救》

河豚毒。一时仓卒无药，急以清麻油多灌，令吐出毒物，即解，并治砒石蛊毒。《易简》

诸鸟肉毒。生扁豆末，冷水服之。《事林》

服盐卤毒。豆腐浆灌之，吐即解，或青黛调服下。《急救》

酒毒

烧酒醉死。急以新汲水浸其发，外以故帛浸湿，贴其胸膈，仍细细灌之，醒乃已。《急救》

经日不醒。黑豆—升，煮取汁，温服三盏愈。《急救》

呕吐清水。赤小豆煮汁，徐徐饮之。《肘后》

酒醉不醒。米醋半盏，皂角—钱，为末，调灌入口或鼻，即醒。《急救》

铜铁

误吞铜钱，多食胡桃，自化出。《李楼》

艾蒿—把，水五升，煎一升，顿服便下。《箧中》

苍耳头—把，以水一升，浸过十余度，饮水愈。《肘后》

---

① 鯸鮧：河豚。

木贼为末，鸡子白调服一钱。《圣惠》

生荸荠研汁，细细呷之，自化成水。《百一》

误吞针铁入腹，医不能治，煮蚕豆同韭菜食之，针自大便出。《积善堂方》

黄蜡一两，溶化，入磁石细末一两，合匀捻如针大，冷水送下，蜡裹针从便出。《急救》

铁石骨刺不下，危急。王不留行、黄柏，等分为末，汤浸蒸饼，丸弹子大，青黛为衣，线穿挂风处用一丸，冷水化开灌之。《百一》

羊胫骨烧灰，煮稀粥食，神效之至。《谭野翁》

虫兽毒伤　蛇伤　蜈蚣　蛊毒　溪毒　蜂螫　蝎螫　蜘蛛　蠼螋　蚯蚓　犬咬　虎狼

蛇伤

毒蛇伤螫，烧刀矛头令赤，置白矾于上，汁出，热滴之，立瘥。《传信》

铜青敷之。《千金》

嚼盐涂灸三壮，仍嚼盐涂。《徐伯玉方》

白矾、甘草，等分为末，冷水服二钱，极其效验。《瑞竹

堂方》

白芷末，新汲水调灌，以麦门冬汤调，尤妙，仍用末敷。
《普济》

木香_{不拘多少}，煎水服，效不可述。《袖珍》

凤仙花，擂酒服①，即解。《圣惠》

急饮好清油一二盏，解毒后再用药。《济急》

大豆叶捣敷，频易取瘥。《广利》

紫苋捣汁，饮一升，滓敷。《集验》

吴茱萸_{一两}，为末，分三服，冷水下。《胜金》

耳垢、蚯蚓屎和涂，黄水出尽，立愈。《寿域》

伤烂成疮。香白芷_{二钱为末}，鸭嘴、胆矾、麝香_{各少许}，先用净水洗去腐脓败肉，掺上，俟恶水涌尽，肉即生。《急救》

久溃，以小茴香捣末敷之。《千金》

蝮蛇伤，楮叶、麻叶合捣，取汁渍，或急令妇人尿于伤处。
《千金》

蛇绕不解，热汤淋之。《千金》

蛇入人口，用刀破蛇尾，纳生椒二三粒，裹定，须臾即自退出。《圣惠》

凡咬伤即缚定，勿令毒行，以贝母末，酒服半两至醉，良久，酒化为水，从疮口出，水尽仍用末敷。《直指》

鸡子一枚，轻敲小孔合之，立瘥。《手集》

---

① 擂酒服：把原料（中草药）放在钵中，和酒一起研磨碎，然后服用。

蜈蚣

蜈蚣伤，菜子油倾地上，擦地上油，搽之即好，勿令四眼人[1]见。《积德堂方》

蚯蚓泥，敷。《集效》

嚼香附，涂之。《袖珍》

独头蒜摩之即止。《集验》

灰苋菜叶，擦之。《谈野翁方》

麻鞋底炙热，揩之。《外台》

鸡冠血涂。《广记》

蛊毒

中蛊，吐血或下血如肝。盐—升，苦酒—升，煎化顿服，得吐即愈。《小品》

白鸭血或白鸡血热饮。《广记》

挑生蛊，胸口痛。胆矾二钱，茶清泡服，即吐出。《卫生》

草蛊，在西良[2]之西及岭南，人咽欲死。马兜铃苗—两，为末，温水调服一钱，即消出。《圣惠》

金蚕蛊，吮白矾味甘，嚼黑豆不腥者是。石榴根皮煎浓汁，服即吐出活蛊，愈。《摘元》

---

① 四眼人：孕妇。

② 良：疑作"凉"。

溪毒

溪毒，射工沙虱等伤，口噤目黑，手足强直，毒气入腹，白矾、甘草等分为末，冷水服二钱。《瑞竹堂方》

小蒜三升，煮微热①，太热即无力，以浴身，若发赤斑文者，毋以他病治之。《肘后》

芥子末酒和，厚敷半日许，痛即止。《千金》

马齿苋，捣汁一升服，滓敷，日四五次。《海上》

蜂螫

蜂毒螫伤，嚼盐涂之。《千金》

嚼青蒿封之即安。《肘后》

野苋挼擦。《集验》

油木梳，炙热熨之。《救急》

人头垢封擦，甚妙。《集简》

沙蜂叮螫，清油搽之。《济急》

蝎螫

蝎毒螫伤，醋磨附子汁涂。《心镜》

独蒜摩即止。《集简》

川椒嚼细涂，微麻即止。《店林》

猫尿涂甚妙。用蒜瓣擦猫牙，溺即下。《急救》

---

① 热：疑作"熟"。

木梳垢，灯上烧油滴患处。《急救》

蜘蛛

蜘蛛咬伤，雄黄末敷。《朝野金载》

蔓菁子末，油和敷。《肘后》

炮姜切片贴之。《千金》

花蜘蛛咬人，与毒蛇无异，苍耳草捣汁一盏服，以渣敷。
《摘元》

蠼螋

蠼螋尿疮，大黄末涂。《医苑》

大麦嚼敷，日三上。《类要》

梨叶捣敷，干即易。《箧中》

盐汤浸绵，搨疮上。《食疗》

蚯蚓

蚯蚓咬毒，形如大风，眉鬓皆落，浓煎盐汤，浸身数遍即
愈。《经验》

石灰浸之，良。《经验》

犬咬

风[①]犬咬伤，糯米一合，斑蝥七枚，同炒，蝥黄去之，再入七

---

① 风：通"疯"。

枚，再炒黄去之，又入七枚，待米出烟，去螯为末，油调敷之，小便利下佳。《大成》

胆矾末敷。《济急》

苍耳茎叶，煮酒服。《藏器》

灯盏内残油灌疮口，良。《李时珍方》

斑螯七个，糯米炒，去头足，杏仁七个，去皮尖，雄黄八分，白芷八分，共末，黄酒下，毒从小便出。《急救》

恶犬咬伤，旧屋瓦上刮下青苔屑，按之即止。《经验》

白矾末纳入，裹之止痛。《肘后》

嚼烂杏仁涂之。《冠氏》

热尿淋患处。《日华》

犬伤重发，蔓菁根捣汁服，佳。《肘后》

虎狼

虎咬伤，地榆煮汁饮，并为末敷，或为末白汤服，日三，忌酒。《梅师》

但饮酒，常令大醉，当吐出毛。《梅师》

内服生姜汁，外亦以汁洗，用白矾末敷上。《秘览》

虎狼伤，以草犀烧研服，临死者亦得活。《李珣》

虎爪伤，先吃清油一碗，仍以油淋洗疮口。《济急》

熊虎爪伤，嚼粟米涂之。《葛氏》

虎狼伤，干姜末敷。《肘后》

熊虎爪伤，独颗栗子烧研，敷。《医说》

诸毒 虫蝇 蝼蚤 壁镜 虱 蛭蜗 煤火 箭鸩 金银 马猪 漆 桐油 人伤

一切诸毒，胆矾末，糯米糊丸，如鸡豆子大，朱砂为衣，仍以朱砂养之，冷水化服一丸，立愈。《胜金》

石菖蒲、白矾，等分，为末，新汲水下。《事林》

香油调靛花饮之尽，从大便解下。《急救》

诸毒虫伤，青黛、雄黄，等分为末，每以新汲水调服二钱。《录验》

紫草煎油涂。《圣惠》

油麻研烂敷。《经验》

虫蝇

乌蒙山峡多小黄蝇，生毒蛇鳞中，初啮不觉，渐痒成疮，勿搔，以冷水沃之，擦盐少许，即不为疮。《胜览》

蝼蚤

蝼蛄咬人，醋和石灰涂之。《圣惠》

辟除蚤虱，天茄叶铺席下，次日尽死。天茄即龙葵之别名也。《千金》

木瓜切片铺席下。《臞仙》

壁镜

壁镜①毒人必死，白矾涂之。《广记》

虱

熏衣去虱，百部、秦艽为末，入竹笼烧烟熏之自落，亦可煮汤洗衣。《经验》

头生虱，铜青、明矾末掺。《摘元》

蛭蜗

误吞水蛭，青靛调水饮即泻出。《普济》

蜗牛咬，毒行遍身者，蓼子煎水浸之，立愈，不可近阴，令弱。《藏器》

煤火

中煤炭毒，一时晕倒②，不救杀人，急以清水灌之。《救急》

烟熏垂死，萝卜嚼汁，咽下即苏。《急救》

火烧闷绝，不省人事者，新尿顿服二三升，甚良。《千金》

---

① 壁镜：别名壁钱、壁虫、壁蟢，是蜘蛛的一种，具有清热解毒、定惊、止血的功效。

② 晕倒：原作"运倒"，据文义改。

箭鸩

中药箭毒，雄黄末敷之，沸汁出愈。《外台》

盐贴疮上，灸三十壮，良。《集验》

大麻仁数升，杵汁饮。《肘后》

蓝青捣饮并敷，如无蓝叶，以青布渍汁饮。《肘后》

中鸩毒气欲绝者，葛粉三合，水三盏，调服，口噤者灌之。《圣惠》

绿豆粉三合，水调服。《急救》

金银

解金银毒，葱白煮汁饮。《外台》

马猪

马咬成疮，益母草切细，和醋炒涂。《真人》

马气、马汗、马毛入疮皆致肿痛烦热，入腹则杀人，多饮醇酒至醉即愈。《肘后》

马汗毒气入腹，葶苈子一两，炒研，水一升，浸汤服，取下恶血即效。《十全》

驴马汗毒，疮痛，白矾飞过、黄丹炒紫，等分，贴之。《博济》

马汗入疮，石灰敷之。《摘元》

马汗入疮肿痛，生乌头末敷，黄水出愈。《灵苑》

猪咬成疮，龟板烧研，香油调擦。《摘元》

屋溜泥涂。《急救》

漆

漆毒成疮作痒，川椒煎汤洗之，凡至漆所，嚼川椒涂鼻上，不生漆疮。《葛氏》

韭叶杵敷。《简便》

白菘菜①，捣烂涂之。《救急》

白矾汤拭。《千金》

火硝放凉水中洗，即愈。或旧蓝绸烧灰搽。《千金》

桐油

解桐油毒，干柿饼食之。《普济》

人伤

人为海水咸物所伤，及风吹裂，痛不可忍。用蜜半斤，水酒三十斤，防风、当归、羌活、荆芥各二两，为末，煎汤浴之，一夕即愈。《圣惠》

人咬手指，瓶盛热尿，浸一夜即愈。《要诀》

人咬，以龟板或鳖甲烧存性，为末，香油调涂之。《摘要》

---

① 白菘菜：大白菜。

| 腋 气 |

腋下狐臭。石绿三钱，轻粉一钱，为末，浓醋调涂五次，断根。《集元》

黄丹入轻粉，唾调频擦之。《普济》

浆水洗净，油调密陀僧涂之。《集简》

胆矾半生半熟，入腻粉少许，为末，每用五分，以自然姜汁调涂十分，热痛乃止，数日一用，以愈为度。《简易》

密陀僧一钱，用热蒸饼一个，切开以末掺，夹之。《集简》

三年酽醋和石灰敷之。《外台》

自己小便乘热洗两腋下，日洗数次，久则自愈。《集简》

姜汁频涂，绝根。《易简》

真阿魏、轻粉等分，为细末，纳窍内即自愈。《济急》

麝香四厘，丁香三厘，研细，唾和小丸，塞腋孔内，以热馒头夹住，久则愈。《济世》

枯矾一钱，轻粉二分，蛤粉二钱，密陀僧五分，研细，少许擦之。《保元》

五更时，用猪精肉二大片，以甘遂末一两拌之，夹腋下至天明，以生甘草一两煎汤饮之，良久，泻出秽物，须在荒野之处，恐秽气传人，三五次即愈，虚弱者间日为之。《保元》

身面斑肿 痄腮 瘢斑 汗斑 斑点 肺风 风疹 痱疮

痄腮

腮颊热肿。赤小豆末和蜜涂之，一夜即消。《普济》

风热腮肿。以丝瓜_{烧存性}，研末，水调搽之。《严月轩方》

瘢斑

紫白瘢斑。贝母、南星，等分，为末，生姜带汁擦之。或用贝母、百部，等分为末，自然姜汁调搽。《圣惠》

赤白瘢风。生姜频擦之。《易简》

硫黄、白附子，等分为末，姜汁调稀，白瘢用白茄蒂，紫斑用紫茄蒂，蘸擦，日数次，兼治汗斑。《时珍》

白瘢风癣。用小麦摊石上，烧铁物压出油搽之，甚效。《医学》

疬伤风病，白色成片，以布拭醋，磨硫黄、附子涂之；或硫黄、白矾擦之。《集验》

汗斑

夏月，汗斑如疹，用密陀僧_{八钱}，雄黄_{四钱}，先以姜片擦热，

仍以姜片蘸末擦之，次日即焦。《活人心统》

汗斑白点，夏枯草浓煎汁，日日洗之。《乾坤生意》

少年面疱、汗斑、癜风，紫背浮萍四两，防己一两，煎浓汁洗之，仍以萍在斑点上热擦，日三五次。《普济》

斑点

黪黯斑点，密陀僧二两，细研，人乳调搽，夜上旦洗，并治痘疮瘢黡。《外台》

身面瘢痕，马齿苋汤日洗二三次。《圣惠》

粉滓面黯，山慈菇根，夜涂旦洗。《普济》

雀斑，蓖麻子仁、密陀僧、硫黄各一钱，为末，用羊髓和匀，夜夜敷之。《摘元》

粉刺，白蔹二分，杏仁半分，鸡屎白一分，为末，密和蘸水拭面。《肘后》

面上痱瘟，土瓜根捣末，浆水和匀，入夜别以浆水洗面涂药，至旦洗去。《肘后》

肺风

肺风，面起白屑，或微有赤疱，蓖麻子仁四十九粒，白果、胶枣各三枚，瓦松三钱，肥皂一个，捣为丸，洗面用之。《扶寿》

状如大风，好桑叶洗净蒸熟，隔一宿，晒干①为末，水调服二钱匕，名绿云散。《经验》

---

① 晒干：原作"日干"，据文义改。

风疹

卒发风疹，醋浆和石灰涂之，随手灭。《外台》

皮肤风疹，枳实醋浸，火炙，熨之即消。《外台》

水煮芒硝汤拭之，良。《梅师》

铁锈磨水涂。《集简》

吴茱萸煎酒拭之。《手集》

痱疱

暑月痱疱，绿豆粉二两，滑石一两，和匀扑之。一加蛤粉二两。《简易》

蛤粉、石灰煅、甘草各一两，研，扑。《集元》

下部疮肿 疝气 偏坠 寒疝 木肾 囊痒 囊疮 阴疮 阴肿

疝气

小肠疝气，茎缩囊肿者，浮石为末，木通、赤茯苓、麦门冬煎汤，调服二钱。《直指》

葫芦巴炒，研末，茴香酒服二钱。《直指》

胡桃一枚，烧灰，研末，热酒服。《奇效》

荔枝一个，将盐填满，泥固，煅过，取灰研末，以豆腐衣卷食即愈。《急救》

疝气危急，元胡索盐炒，全蝎去毒，生用，等分为末，空心盐酒服五分。《直指》

地肤子炒香，研末，酒服一钱。《简便》

苦参、紫苏叶、石菖蒲各四两，水煎滚，装小口坛内，布护熏囊，温洗，饮酒数杯，极妙。《济世》

疝气，膀胱小肠痛，茴香盐炒，晚蚕沙盐炒，等分为末，蜜丸弹子大，每服一丸，温酒嚼下。《集简》

小肠气痛，绕脐冲心。连蒂老丝瓜烧存性，研末，每服三钱，热酒调下，甚者不过二三服，肿即消。《简便》

疝气攻上作痛。牛蒡根有叶时，连叶捣烂绞汁，和好酒服，盖暖取汗，永不发。《急救》

偏坠

偏坠气痛。陈石灰炒，五倍子、山栀子等分为末，面和醋调敷，一夜即消。《摘要》

白附子一个，为末，津调填脐上，以艾灸三壮或五壮即愈。《简便》

生姜二两半，去皮一半，留皮一半，共捣取汁，倾热酒内，加盐少许，空心服，不过三服愈。《急救》

牡蛎一块，一半生用，一半炭火煅，为细末，以姜汁并生葱捣，敷上即自消。《急救》

黄土，以水略润作饼，火烘热，熨痛处，冷再易，立愈。

《保元》

槐子_{一钱}，炒为末，入盐_{三分}，空心热酒送下，肿痛不可忍者，立消。《保元》

偏疝痛极，劫之立住。用绵袋包暖阴囊，天花粉_{五钱}，以醇酒一碗浸之，自卯至午微煎滚，露一夜，次早低凳坐定，两手按膝，饮下即愈，未下再一服。《蒙筌》

癞疝偏坠，气胀不能动者，牡丹皮、防风等分为末，酒服二钱，甚效。《千金》

阴癞肿痛。荆芥穗_{瓦焙为末}，酒调服二钱即消。《寿域》

寒疝

寒疝，小腹阴中相引痛，自[①]汗出，欲死，丹参_{一两}，为末，热酒调服二钱。《圣惠》

冷气疝瘕，葫芦巴_{酒浸，晒干}，荞麦_{炒研}，面各四两，小茴香_{一两}，为末，酒糊丸梧子大，空心盐汤或盐酒下五十丸，服至两月，大便出白脓则除根。《方广》

木肾

木肾，菟丝草[②]煎浓汤洗，以手搓，随消。《急救》

---

① 自：原作"白"，据文义改。
② 菟丝草：菟丝子全草。

囊痒

阴囊湿痒，滑石一两，石膏煅，半两，枯白矾少许，研掺，兼治脚指缝烂。《集简》

车前子煮汁频洗。《外台》

枯矾末，扑，或泡汤洗。《御院》

妇人阴痒。蛇床子一两，白矾二钱，煎汤洗。《集简》

桃仁杵烂，绵裹塞之。《肘后》

囊风疮疖。红椒去目，水浸半日和生杏仁捣烂，擦两手掌握患，极效。《寿世》

马齿苋四两，青黛一两，研烂敷。《保元》

阴囊肿痛。葱白、乳香捣涂，即时痛止肿消，或用葱煨，入盐杵如泥，涂之。《经验》

阴囊烂尽，止留二子，以凤仙花子、甘草等分为末，麻油调敷，即便生肉。《急救》

囊疮

阴上粟疮。取停水湿处地衣草为末敷，效。《外台》

阴痒生疮。胡麻嚼烂敷，良。《肘后》

外肾生疮。绿豆粉、蚯蚓粪等分研涂。《急救》

阴疮

女子阴疮。硫黄末敷之，至瘥乃止。《肘后》

妇人阴疮。紫葳为细末，用鲤鱼脑或胆汁调搽。《摘元》

妇人阴中作痒，及内外生疮。杏仁去皮尖，轻粉、雄黄、铅镕化，入水银冷定，各一钱，为细末，每用五分，枣肉一枚和丸，丝绵裹，纳阴内。《正宗》

一妇人阴疮，如虫咬痒痛，生捣桃叶，绵裹纳之，每日三四易。《食疗》

阴毛际肉中生虫如虱，或红或白，痒不可忍者，白果仁嚼细频擦之取效。《刘长春方》

阴肿

阴肿如斗，痛不可忍，雄黄、矾石各二两，甘草一尺，水五升煮二升，浸之。《肘后》

阴胀痛，以蛇床子末、鸡子黄调敷。《永类》

肿如斗，用生蔓菁根捣封，治人所不能治。《集疗》

阴茎湿痒，肥皂一个，烧存性，香油调搽之即愈。《摄生》

女人阴肿，甘菊苗捣烂煎汤，先熏后洗。《得效》

妇人阴痛，青布裹盐熨之。《药性》

五绝卒中 通治 自缢 墙压 溺水 魇魅 鬼击 梦魇 中恶 卒中

通治

卒中恶死，或先病痛，或卧而忽绝，或溺水死者，取雄鸭向死人口中，断其头沥血入口，外以竹筒吹其下部，极则易人，气通即活。《肘后》

自缢

卒缢垂死，心下犹温者，勿断绳，刺鸡冠血滴口中，以安心神，或云男用雌，女用雄。《肘后》

皂角、细辛，等分，为末，以豆许吹两鼻内。《急救》

葱心刺耳鼻中，有血出，即苏。《急救》

凡自缢者，抱住解绳，不可截断放倒。捻正喉咙，以手掩住口鼻，勿令走气，一人以脚挺其两肩，用手挽扯顶发，常令弦急勿纵，再一人摩其胸臆，屈伸手足，再一人以脚裹衣抵住粪门，不令气泄，将竹管吹两耳，气回眼开，仍按引勿放，用姜汤或米饮灌，能自咽乃止，自旦至暮虽冷可活，自暮至旦阴盛难救。《救急》

自缢气脱，艾灸涌泉穴，男左女右，三壮即苏。《急救》

墙压

跌磕，木石压死，气绝不能言者，取药不便，急撬开口，以热小便灌之。《急救》

从高坠下，欲死者，用开元钱_{烧红}，醋淬，研末，水冲服。《笔记五种》

溺水

救溺水死，以大凳卧之，后足放高，用盐擦脐中，待水自流出，切勿倒提出水。《救急》

酒瓶一个，纸钱一把，烧放瓶内，急以瓶口覆口面上或脐上，冷则再烧纸于瓶中再覆，水出即活。《急救》

纸裹皂荚末纳下部，须臾出水即活，一宿者尚可救。《秘要》

冬月落水冻死，微有气者，脱去湿衣，解活人衣护之，用大米炒热熨，或炒灶灰，囊盛熨心上，冷则更换，令暖气通温，以热酒姜汤灌之。《急救》

艾灸脐中即活。《急救》

魇魅

魇魅卒死，锅底墨水灌二钱，并吹鼻。《医说》

卒中邪魔，雄黄末吹鼻中。《集验》

鬼魇不悟，皂荚末刀圭吹之，能起死人。《千金》

鬼击

鬼击中恶，卒然着人，如刀刺状，胸胁腹内，疼刺切痛，不可按，或即吐血，鼻中出血，下血，一名鬼排。以熟艾如鸡子大，三枚，水五升，煎二升，顿服。《肘后》

醇酒吹两鼻内，良。《肘后》

吹醋少许入鼻中。《千金》

盐一盏，水二盏和服，以冷水㗉之即苏。《救急》

鬼击身青作痛，金银花煎饮即愈。《急救》

梦魇

梦魇，不可近前呼叫，并不宜点灯照之，如有同卧者，咬其脚跟及拇指。《急救》

卒死不悟，半夏末吹鼻中即活。《魏元君方》

中恶

卒中恶死，或先病或平居寝卧，奄忽而死，皆是中恶，急取葱心黄刺入鼻孔中，男左女右，入七八寸，鼻目出血即苏。或用葱刺入耳中五寸许，以鼻中血出即活，如无血即不可治矣。《扁鹊》

捣韭汁灌鼻中即苏。《心鉴》

用雄鸡冠血涂面上，干则再上，仍吹入鼻中，并以灰营死人一周。《肘后》

卒中

卒中尸遁，其状腹胀急冲心，或块起，或牵腰脊者是，服盐汤取吐。《孙真人方》

惊怖卒死，以温酒灌之，当即醒。《急救》

卒死壮热，矾石半斤，水一斗半，煮汤，浸脚及踝，即得苏也。《肘后》

眼 火眼 风眼 翳眼 泪眼 盲眼 疮眼 伤眼 眯眼 倒睫 杂证

火眼

暴赤火眼肿痛，大雪梨一个，去皮核，用指顶大明矾一块，同捣如泥，入碗内，上以棉纸掩盖，捺一窝，候汁满窝，用指蘸汁抹眼，三度即愈。《急救》

朴硝，豆腐上蒸化取汁，收点。《简便》

良姜末，管吹入鼻取嚏，或弹出鼻血即散。《试效》

自己小便，乘热抹洗，即闭目少顷，此以真气退去邪热也。《普济》

艾烧烟起，用碗覆之，候烟尽，碗上刮下煤，温水调化，洗

眼即瘥，入黄连更佳。《斗门》

车前草自然汁调朴硝末，卧时涂眼胞上，次早洗去。《普济》

杏仁一枚，黑矾指顶大一块，共捣烂，用男乳调匀，搽于眼胞上，仰卧即止疼痛。《急救》

大黄末，新汲水调涂两眉正上头两脑，水润之，须臾肿消痛止。《保元》

风眼

风眼赤烂肿痛。明净皮硝一两，用水二盏煎化，露一夜，滤净澄清，朝夕洗目，三日红即消。《经验》

青盐化水点之。《普济》

青黛、黄连泡汤日洗。《明目》

小红枣去皮核，将皂矾入枣内扎住，火煅通红，冷定为末，生绿豆一撮，水煎一滚，取汁调药，以绢隔药，指蘸汁洗眼，日三五次，立效。有翳者洗两三日后，以指揉眼，其翳自落。《急救》

五味子、蔓荆子煎汤频洗，取效甚速。《谈野翁方》

翳眼

翳障。好焰硝一两，铜器溶化，入飞过黄丹二分，片脑二分，铜匙急抄罐内收之，每点少许，神效。《张三丰方》

拨云膏。蕤仁[1]一两去油，入白硼砂一钱，麝香二分，研匀收之，去翳膜妙不可言。《急救》

目中翳膜。谷精草、防风，等分为末，米饮服，甚效。《明目》

久患内障。车前子、干地黄、麦门冬，等分为末，蜜丸梧子大，服之甚效。《圣惠》

病后生翳。白甘菊、蝉蜕，等分为散，每用二三钱，入蜜少许，水煎服，大人小儿皆宜。《急救》

泪眼

迎风流泪。川羌活、柴胡、防风、甘草，等分为末，每服一钱，薄荷汤食远晚温服，蜜丸服亦可。《急救》

目昏多泪。木贼去节、苍术米泔浸，各一两，为末，每服二钱，茶调下或蜜丸亦可。《急救》

补肝散。治肝虚睛痛，冷泪羞明，香附子一两，夏枯草五钱，为末，每服一钱，茶清下。《简易》

盲眼

青盲雀眼。苍术四两，米泔浸一夜，切焙研末，每服三钱，猪肝三两，竹刀劈开，掺药在内，扎定入粟米一合，水一碗，砂锅内煮熟熏眼，临卧食肝饮汁，不拘大人小儿皆治。或用羊肝亦妙。

---

① 蕤仁：为蔷薇科植物蕤核或齿叶扁核木的干燥成熟果核，具有养肝明目、疏风散热之功效。

《圣惠》

疮眼

龙胆丸。治眼两胞粘睛，赤烂成疮，苦参、龙胆草、牛蒡子，等分，为末，炼蜜丸梧子大，每服二十丸，食后米泔送下。《急救》

伤眼

损目破睛。牛口涎日点二次，避风，睛破者亦瘥。《急救》

眯眼

杂物眯目不出。刀刮左手指甲末，灯心蘸点翳上，三次即出。《急救》

生粟米七粒，嚼烂取汁，洗。《圣济》

麦芒入目。大麦煮汁洗即出。《孙真人方》

飞丝入目。石菖蒲搥碎，左目塞右鼻，右目塞左鼻，百发百中。《得效》

头上白屑少许，揞之即出。《相感志方》

上好金墨，水磨浓，点眼角。《千金》

白菜揉烂，帕包滴汁二三点入目，或用藕汁亦可。《普济》

倒睫

睫毛倒入，川石斛、川芎藭①，等分为末，口内含水随左右嗌

---

① 川芎藭：川芎。

鼻，日二次。《袖珍》

杂证

一切眼疾，笼箬^①烧灰，淋汁洗之，久自效。《经验》

内外障翳，赤脉昏涩，于二三月间，采桑条嫩枝晒干，在净器中烧过，令火自灭，成白灰细研，每用三钱，入瓷碗或银石器中，以沸汤泡打转，候澄倾清者贮别器内更澄，以新绵滤过，极清，置重汤内顿热，开眼淋洗，逐日一次，诸目疾皆效。《急救》

眼红，用荸荠汁涂上即好。《急救》

双美丸。治眼目昏花。甘菊花_{一斤}，红椒_{去目六两}，为末，新地黄汁和丸梧子大，每服五十丸，临卧茶清下。《瑞竹堂方》

明目枕。苦荞麦皮、黑豆皮、绿豆皮、决明子、菊花同作枕，至老明目。《杂兴》

虫疼点眼，覆盆子嫩叶_{捣汁}，点目眦三四次，有虫随泪出成块，无新叶以干者煎浓汁亦可。《摘元》

---

① 笼箬：指用箬叶与竹篾编成的盛器。

| **耳** 聤耳 耳聋 耳鸣 耳痛 耳疮 冻耳 虫耳 |

聤耳

聤耳肿痛，出脓血，轻粉一钱，麝香一分，为末掺之，甚良。
《简便》

香附末，以绵杖送入。《经验》

青蒿末，绵裹纳耳中。《圣惠》

水红花三钱五分，枯矾五钱，为末，以绵杖缴净吹之，无花则用枝叶，一方去矾。《圣惠》

铁香炉盖上香烟结成块者，配轻粉，研匀为末，吹入即愈。《急救》

多年不瘥，用经霜桃枭①，煅灰研细吹入，桃隔年者更好。《急救》

耳聋

诸般耳聋。细辛末溶黄蜡丸鼠屎大，绵裹一丸塞之，一二次即愈，须戒怒气，名聪明丸。《经验》

---

① 桃枭：经冬不落的干桃子。

硫黄、雄黄等分，研末，绵裹塞耳，数日即闻人声。《千金》

卒聋。用甘遂半寸，绵裹插入两耳，口中嚼少许甘草，必然自通。《永类》

肾虚耳聋。真磁石一豆大，穿山甲烧存性，研一字[1]，新绵塞耳内，口含生铁一块，觉耳中如风雨声即通。《济生》

病后耳聋，生石菖蒲汁滴之。《圣惠》

耳鸣

耳鸣不止，无昼夜者，乌头烧作灰，石菖蒲等分，为末，绵裹塞之，日再取效。《杨氏》

耳痛

耳忽作痛，或红肿内胀，用经霜青箬露在外将朽者，烧存性为末，敷入耳中，其疼立止。《简便》

耳中湿疼，枣子去核，包皂矾，煅研，香油调敷。《摘元》

耳疮

耳疮脓水，青黛、黄柏末干敷。《野翁》

冻耳

冻疮，白蔹、黄柏，等分为末，生油调搽。《野翁》

---

① 一字：指古代制钱上的四分之一，因钱上有四字，恰盖住一字。

虫耳

诸虫入耳，生油调铜绿滴入。《家宝》

两刀于耳门上摩敲作声自出。《急救》

雄黄捻烧熏之，自出。《十便》

韭汁灌入自出。《千金》

桃叶揉熟塞之，或捣汁滴入，或作枕一夕自出。《梅师》

纸塞耳鼻，留虫入之耳不塞，闭口勿言，少顷即出。《集元》

鸡冠血滴入即出。《胜方》

人乳滴之自出。《圣惠》

蚁入耳内，穿山甲烧研，水调灌入即出。《肘后》

飞虫入耳，生半夏末，麻油调涂耳门外。《本事》

蚰蜒入耳，干莴苣叶一分，雄黄一分，为末，糊丸枣核大，蘸生油塞耳引出，或用小蒜洗净捣汁滴之。《圣惠》

｜鼻 鼻塞 鼻皶 息肉 鼻疮 鼻渊 脑漏 ｜

鼻塞

鼻塞不通，菖蒲、皂角，等分为末，每用一钱，以绵包裹塞鼻，仰卧少顷，即效。《急救》

瓜蒂、细辛为末，绵裹塞鼻。《急救》

釜底墨^①，水服一钱。《千金》

鼻皶

鼻面赤皶。密陀僧二两，细研，人乳调，夜涂旦洗。《圣惠》

白盐常擦，妙。《直指》

乌梅半斤，每日用四个，捣碎煎汤，空心服。《济世》

大黄、芒硝、槟榔，等分为末，水调，敷患处三四次，洗净
以新白果去壳嚼搽，即愈。《保元》

息肉

鼻中息肉。苦葫芦子、苦丁香等分，入麝香少许，为末，纸
捻点之。《圣惠》

细辛末频吹。《圣惠》

藕节有毛处一节，烧灰存性为末，吹患处立瘥。《保元》

鼻疮

鼻内生疮，密陀僧、香白芷等分为末，蜡烛油调和，搽之。
《简便》

元参末涂，或水浸软塞之。《卫生》

黄连、生大黄各一钱，麝香少许，为末，生油调搽。《圣惠》

杏仁为末，乳汁和敷。《千金》

---

① 釜底墨：百草霜。

青黛、槐花、杏仁，研敷。《急救》

黄柏、苦参、槟榔为末，猪油调敷。《急救》

桃叶嫩心，杵烂塞之，无叶用枝。《简便》

鼻疳，烂通鼻孔。鹿角、明矾各一两，俱放瓦上隔火煅过，人发五钱，灯火上烧过，共末，先以花椒汤洗净，掺三四次即愈。如疮不收口，瓦松烧灰存性，研末干掺之。《云林》

斗子盐白面等分为末，急疳蚀烂臭腐，每用吹之。《普济》

鼻渊

鼻渊流涕，荜茇末吹之。《卫生》

苍耳子炒研为末，每白汤点服一二钱。《证治》

老人鼻流清涕不能干，独蒜四五个，捣如泥，贴足心，纸护即止。《急救》

脑漏

脑漏。马兜铃五钱，麻黄三钱，五味子、甘草各二钱，水二盅煎七分，加黑砂糖半小盅，临卧时温服。《急救》

老少年①煎汤，热冲鼻内，然后将汤服两三口大妙，冬用根。《急救》

陈破葫芦、白鸡冠花、白螺蛳壳各烧存性，等分，血竭、麝香各五分，为末，以好酒洒湿，熟艾连叶揉成饼，贴顶门上，熨斗熨之，愈为度。《集效》

---

① 老少年: 雁来红，为苋科植物雁来红的全草或茎梢部，具有清热祛湿、凉血止血之功效。

荔枝一个开孔，将发垢填满埋，微火内罩住，上接一个，以鼻漫吸其烟熏之，烧过二枚，即愈。《急救》

须眉发鬓 乌黑 眉脱 发槁 鬓秃

乌黑

乌须，紫茄初生子，留一先结者，余俱摘去，俟长足，于近蒂剜一孔，入好金墨一钱，水银一钱，仍掩好，茄老药成，内化黑水，瓷器收贮，将须稍净染倒黑至根，永不变白，如茄透出药水，以瓷器收贮，染之亦黑。《急救》

眉脱

眉脱，鹿角五钱，烧灰，黑羊粪五钱，炒，枯矾五钱，为细末，生姜自然汁调涂即出。《急救》

发槁

发槁，木瓜浸油梳头。《圣惠》

桑根白皮、柏叶等分，煎汁，沐之即润。《圣惠》

生麻油，以桑叶煎过去滓，沐发，令长数尺。《普济》

病后发落，骨碎补、野蔷薇嫩枝，水煎浓汁，刷之。《急救》

头发垢腻[①]，鸡子白涂之，少顷洗去，光泽不燥。《濒湖》

头风白屑，王不留行、香白芷，等分为末，干掺，一夜篦去。《圣惠》

头生虮虱，藜芦末，干掺之。《直指》

藁本、白芷，等分为末，夜擦且篦。《便民》

鬓秃

鬓秃，川椒四两，酒浸密室内，日日搽之自长出。《圣惠》

口舌唇齿 口疮 舌肿 唇裂 风牙 虫牙 牙肿 火牙 牙痛 龈疳

口疮

口舌生疮糜烂，蔷薇根避风打去土，煮浓汁温含冷吐，冬用根皮，夏用枝叶，虽日久，延及胸中生疮者，皆效。《千金》

萝卜自然汁，频漱去涎，妙。《集简》

黄柏、细辛，等分为末，掺之。《急救》

黄连、干姜、青黛、孩儿茶，等分为末，少许掺患立效。《保元》

---

① 垢腻：垢脂。

口生疮痦及咽喉作痛，吴茱萸末，醋调涂足心，一夕愈。《集简》

口中生蕈，用醋漱口，茄母烧灰、飞盐，等分，醋调频擦。《摘元》

舌肿

舌卒肿大。如猪脬状塞口，不治杀人，釜底墨和酒涂之。《千金》

重舌、木舌。皂矾二钱，铁上烧红，研细末掺之效。《积德堂方》

诸病舌胎。以布染井水抹后，用姜片时时擦之，自去。《陶华》

舌长过寸。研冰片末敷之，即收。《保元》

唇裂

唇裂生疮。瓦松、生姜入盐少许，捣涂。《摘元》

黄柏末，以蔷薇根汁调涂，立效。《圣济》

冬月唇干血出，桃仁捣烂，猪油调涂，或用香油频抹。《相感志》

风牙

风热牙痛。香白芷一钱，朱砂五分，为末，蜜丸芡子大，频用擦牙，绝胜他药，或以白芷、吴茱萸等分，浸水漱涎。《集要》

荔枝连壳烧存性，研末，擦牙即止。《普济》

连头面俱肿，用露蜂房_{烧存性}，研，以酒少许调之漱口。
《十便》

薄荷_{二钱}，羌活_{三钱}，大黄_{一钱}，水二盅煎至一盅，去滓温漱，吐去。《济世》

虫牙

风虫牙痛。胡椒、荜茇等分为末，蜡丸麻子大，每用一丸塞蛀孔。《易简》

刮松树上脂，滚水泡化，一漱即止，试验。《集简》

烧酒浸花椒，频频漱之。《急救》

化蜡少许，摊纸上，铺艾以箸卷成筒，烧烟，随左右熏鼻吸，令满口呵气即止。《普济》

瓦片煅红，安韭子[①]百粒清油数点，待烟起，以筒吸引熏患处，良久，温水漱吐，有小虫出尽为度。《救急》

牙肿

肾虚，牙肿火痛。杜仲、青盐、大黄_炒、牛膝_炒，为细末，擦之立效。《济世》

仙灵脾为粗末，煎汤频漱，大效。《奇效》

火牙

胃火牙痛。好软石膏_{一两，火煅}，入淡酒内，淬过为末，加

---

① 韭子：韭菜子。

防风、荆芥、细辛、白芷各五分，共研细，日擦牙，甚效。《保寿堂方》

升麻煎汤，热漱咽之，解毒。《集效》

牙痛

诸般牙痛。香附、艾叶，煎汤漱之。又将香附炒黑为末，擦之去涎。《普济》

青蒿一握，煎水漱之。《济急》

萝卜子十四粒，生研，以人乳和之，左疼点右鼻，右疼点左鼻。《集简》

五灵脂一粒，咬痛处一热茶时，凉水漱吐，立效。《急救》

齿黄，用糯穣烧白灰，擦之。《时珍》

牙痛欲取，以茄科马尿浸三日，晒炒为末，点牙即落。《鲍氏》

龈疳

齿龈疳烂，宣露臭败，胡黄连五分，胆矾、孩儿茶各五厘，研细，擦之立愈。《济世》

细辛煎浓汁，热含漱，冷吐出。《圣惠》

桔梗、茴香等分，烧研，敷之。《卫生》

芥菜杆烧存性，研末，频敷即愈。《急救》

瓦苔煎水，入盐少许，漱口。《时珍》

牙龈肿痛，山慈菇根茎，煎汤漱吐。《集效》

山豆根一片，含于牙龈肿痛处，良。《备急》

瓦松、白矾等分，水煎漱，牙龈肿痛，即时效。《摘元》

食蟹龈肿，朴硝敷之，即消。《普济》

咽喉 喉风 急喉 乳蛾 喉痹 喉嗍 骨鲠 鸡鲠 鱼鲠
竹木

喉风

风热喉痹，肿痛及缠喉风病，用焰硝一两五钱，白僵蚕一钱，白硼砂五钱，片脑一字，为末，吹之，名玉钥匙。《三因》

嫩艾叶捣汁，细咽之。《大成》

土牛膝春夏用茎，秋冬用根，一把，青矾五钱，同研点患处，吐痰涎即愈。或单用土牛膝连根叶捣汁，鹅翎扫入，去痰最妙。《蕴要》

生油一合，灌之立愈。《总录》

灯心一钱，黄柏五分，并烧存性，白矾七分，煅过，冰片三分，为末，每以一二分吹患处，绝妙。《集简》

盐煅过，鸡毛蘸，敷上即消，不可刺破，破则伤人。《急救》

牛蒡子一合，半生半熟，为末，热酒服一寸匕，效。《经验》

缠喉风，用苍耳根一把，老姜一块，研汁入酒服。《圣济》

冬月喉痹，肿痛不可下药者，蛇床子放瓶内烧之，口含瓶嘴吸烟，其痰自出。《圣惠》

热壅咽痛，缩砂壳_{为末}，水服一钱。《原礼》

咽中结块，不通水食，危困欲死，百草霜蜜丸芡实大，新汲水化服一丸，甚者不过二丸。名百灵丸。《普济》

急喉

急喉痹塞，逡巡不救，皂荚_{生研末}，每以少许点患处，外以醋调厚封颈下，须臾便破，出血即愈，或接水灌之亦良。《集简》

蓖麻仁_{研烂}，纸卷作筒，烧烟熏吸即通，或取油作捻，尤妙。《救急》

乳蛾

双单乳蛾，喉痛风肿，吐咽不下，死在须臾。山豆根为末，熊胆和为丸，用不落水鸡膍皮^①阴干，研末为衣，丸如绿豆大，每用一丸，放舌上，徐咽立愈。《保元》

凤凰衣^②_{微火焙黄}、橄榄核_{瓦上火煅，存性}、孩儿茶，等分为末，每一钱加冰片半分，管吹喉内即能进饮食。《济世》

元明粉吹入喉中，用井华凉水嗽咽。《济世》

鸡内金勿洗，阴干烧末，用竹管吹之即破，愈。《青囊》

觅头上红疙瘩，用针挑破即愈。《急救》

---

① 鸡膍皮：鸡内金。

② 凤凰衣：鸡蛋壳内薄膜。

喉痹

喉痹失音。瓜蒌皮、白僵蚕炒、甘草炒，各二钱半，为末，每服三钱半，姜汤下，或以绵裹半钱含咽，一日二服。名发声散。《御院》

萝卜生捣汁，入姜汁同服。《普济》

皂角一枚，去皮子，萝卜三个，切作片，水煎服之，不过三剂，语音即出。《保元》

生白矾，炼蜜丸服，效。《保元》

喉噤

喉痹，口噤不开，欲死。草乌头、皂荚，等分为末，入麝香少许，擦牙并嗜鼻内，牙关自开。《急救》

马兰根或叶捣汁，入米醋少许，滴鼻孔内或口灌，取痰自开，极验。《试效》

骨鲠

骨鲠。白芷、半夏，等分为末，水服一钱，即呕出。《普济》

白凤仙子研，水一大呷，以竹筒灌入喉中，物即软下，不可经牙，或为末吹之亦妙。《普济》

蔷薇根末，水服方寸匕。《外台》

白蔹、白芷，等分，为末，水服二钱。《圣惠》

定痛散。真孕妇指甲一钱，不见水鸡胵皮阴干二钱，熊胆二分，冰片一分，研极细，瓷罐收贮，苇筒吹喉，骨化肿消痛止。

《急救》

羊胫骨灰，米饮服一钱。《圣惠》

鸡鲠

鸡鱼骨鲠。贯众、缩砂、甘草，等分为粗末，绵包少许含之咽汁，久则随痰自出。《普济》

鸡骨鲠者。五倍子末掺入喉中，即化下。《海上》

鸡鹅骨鲠。赤茎威灵仙五钱，井花水煎服，即软如绵，自下。《圣济》

诸兽骨鲠，象牙磨水吞之，或碾极细末放舌上，津咽立效。《永类》

米糖如指大，蘸灯心灰置喉中，勿沾牙，糖化，鸡鱼骨即下。《保元》

香油煎滚，温服吐出。《保元》

鱼鲠

诸鱼骨鲠，食橄榄即下，或以核研末，急流水调服，或将来放舌上津咽。《名医》

白芍药，细嚼咽汁。《广记》

独头蒜塞鼻中，自出。《十便》

橘皮常含，咽汁即下。《圣惠》

皂角末，吹鼻取嚏。《圣惠》

篱角朽竹去泥，研末，蜜丸芡子大，绵裹含之，其骨自消。《百一》

口含硼砂一小块，咽汁即下。《急救》

竹木

竹木鲠，蓖麻油、红曲等分研细，砂糖丸皂子大，绵裹含咽，痰出大良。《肘后》

稻芒粘咽，紫花地丁草嚼咽下。《秘蕴》

谷贼尸咽，喉中痛痒，此因误吞稻芒脍刺，谷贼属咽，尸咽属喉，不可不分，脂麻炒研，白汤调下。《三因》

误吞稻芒，频食饴糖。《简便》

女科

┃调　经┃

妇人气盛于血，每多无子，寻常头晕、膈满、怔忡。香附童便浸炒，四两，陈皮去白，二两，茯神去皮木，一两五钱，甘草炙，一两，为细末，不拘时，白汤调下二三钱。《丹溪》

妇人经脉不调，或前或后，或多或少，产前胎不安，产后恶血不下，兼治寒热劳，腰脊痛，骨节烦疼。用丹参洗净，切晒，为末，每服二钱，以温酒调下。《明理》

妇人血气，脐下气胀，月经不利，血气上攻，欲呕，不得睡。当归四钱，干漆烧存性，二钱，为末，炼蜜丸梧子大，每服十五丸，温酒下。《永类》

月经逆行，从口鼻出，先以金墨磨汁服止之，次用当归尾、红花各三钱，水一盏半，煎八分，温服其经即通。《简便》

妇女月经不通。生蒲黄、干漆炒，为末，各三钱，红花煎酒，调服立通。《圣惠》

用醋石榴根东行者一握，炙干，水二大盏，浓煎一盏，空心服之，未通再服。《斗门》

干血气痛。锦纹大黄酒浸，晒干，四两，为末，好醋一升，熬成膏，丸芡子大，卧时酒化一丸，服大便利一二行，红漏自下，乃调经仙药也，或加香附。《集验》

宿有风冷，留血积聚，月水不通，蒫蔄子^①一升，桃仁二升，酒浸，去皮尖，研匀入瓶内，以酒二斗浸，封五日后，每饮三合，日三服。《圣惠》

万病丸，治女人月经淋闭，月信不来，绕脐寒疝痛，及产后血气不调，腹中结瘕癥不散诸病，干漆炒令烟尽、生牛膝酒浸一宿，焙，各一两，为末，生地黄汁一升，入石器内，慢火熬至可丸，如梧子大，每服二丸，空心米饮下。《拔萃》

经脉不通。头红花、苏木、血竭各三钱，好黄酒二大碗，将花木熬数沸，取出去滓，以血竭另研细，投入热服，汗出自通。《急救》

经水三个月不行，验胎法，川芎生为末，空心煎艾汤，服一匙，腹内微动者，是有胎，不动者非。《灵苑》

赤白带崩 赤白带下 白带 血崩

赤白带下

赤白带下，不问老稚孕妇，悉可服。取马齿苋捣，绞汁三大合，和鸡子白二枚，先温令热，乃下苋汁，微温顿服之，不过再

---

① 蒫蔄子：为菊科植物蒫蔄的种子，具有活血散瘀、祛风除湿之功效，可用于妇女血瘀经闭、产后瘀血腹痛、跌打损伤、风湿痹痛等。

服，即愈。《海上》

益母草_{花开时采}，捣为末，每服二钱，食前温汤下。《集验》

韭根捣汁，和童便露一夜，空心温服取效。《海上》

赤白带下及血崩不止，香附子、赤芍药，等分为末，盐一捻，水二盏，煎一盏，食前温服。《圣惠》

妇人白带。白鸡冠花_{晒干，为末}，每旦空心酒服三钱，赤带用红者。《集效》

带下脐腹冷痛，面色萎黄，日渐虚困，用葵花_{一两，阴干为末}，每空心温酒服二钱匕。赤带用赤葵，白带用白葵。《圣惠》

赤白带，冰片_{一分半}，吹阴户中即愈。《急救》

白带

白带多因七情内伤或下元虚冷所致。沙参为末，每服二钱，米饮调下。《证治要诀》

白淫。糙糯米、花椒，等分，炒为末，醋糊丸梧子大，每食前醋汤下四十丸。《简便》

血崩

血崩。缩砂仁_{新瓦焙，研末}，米饮服三钱。《良方》

贯众_{半两}，煎酒服之立止。《集简》

赭石_{火煅，醋淬七次}，为末，白汤服二钱。《普济》

陈年蒸饼_{烧存性}，以米饮服二钱。《集简》

连日不止。熟艾_{鸡子大一团}，阿胶_{炒为末}，半两，干姜_{一钱}，水五盏，先煮艾姜至二盏半倾出，入阿胶烊化，分三服，一日服

尽。《录验》

胡桃十五枚，取肉，灯上烧存性，研作一服，空心温酒调下。
《集简》

荆芥穗，于麻油灯上烧焦为末，每以童便服二钱，即止。
《良方》

不拘冷热，用莲蓬壳、荆芥穗各烧存性，等分为末，每米饮下二钱。《圣惠》

甜杏仁上黄皮烧存性，为细末，每服三钱，空心热酒调下。
《急救》

崩中带下，椒目炒，研细，每温酒服一钱。《金匮钩元》

五色漏带，香附子去毛，炒焦为末，极热酒服二钱，立愈。昏迷甚者三钱，米饮下，或加棕灰。《本事》

槟榔烧灰存性，研末，温酒下。《世传》

五灵脂炒令烟尽，为末，每服一钱，水酒童便各半盏，煎服。
《女科》

棕榈皮、白矾俱煅为末，酒调下二钱。《杨氏》

经血不止

经水不止，白芍药、香附子、熟艾叶各一钱半，水煎服之。

《补遗》

红鸡冠花一味，晒干为末，每服二钱，空心酒调下，忌鱼腥猪肉。《集效》

木贼炒，三钱，水一盏，煎七分，温服，日一服。《圣惠》

生地黄汁，每服一盏，酒一盏，煎服，日二次。《千金》

陈莲蓬壳烧存性，研末，每服二钱，热酒下，名瑞莲散。《经验》

乌龙尾①炒烟尽、荆芥穗各五钱，为末，每服二钱，茶下。《圣济》

月事未止行房，淋漓不住者，即以本身经纸晒干为末，少许掩舌上，白酒送下，立效。《急救》

五旬后经水不止者，作败血论，用茜根一两，阿胶、侧柏叶、炙黄芩各五钱，生地黄一两，小儿胎发一枚，烧灰，分作六帖，水一盏半，煎七分，入发灰服之。《经验》

妇人杂证 血气 诸虚 中风 霍乱 去妒 便浊 转脬 阴疾 妖魅

血气

蠲痛散。治妇人血气刺痛，用荔枝核烧存性，半两，香附子

---

① 乌龙尾：指古屋里的倒挂尘，亦名烟珠。

炒，一两，为末，每服二钱，盐汤米饮任下。《良方》

血气游走作痛及腰痛，蓬莪茂①、干漆各二两，为末，酒服二钱。腰痛，核桃酒下。《普济》

血气不行，上冲心膈，变为干血气痛，丝瓜一枚，烧存性，空心酒服。《寿域》

诸虚

诸虚，大当归、北艾叶各二两，香附子四两，共醋煮半日，焙干为末，醋糊丸，艾醋汤下。《东垣》

男妇骨蒸体倦，虚劳寒热。八九月间青蒿成实时采去枝梗，童便浸三日，晒干为末，乌梅汤调服二钱。《大全》

中风

中风口噤，白术切、黑豆炒熟，各二两，妊娠加独活一两五钱，酒四升煎二升，去滓，分四服灌之。《女科》

舌缩难言，芥子一升，研醋三升，煎一升，涂颊颔下。《女科》

霍乱

霍乱吐利，胡椒四十九粒，绿豆一百四十九粒，为细末，木瓜煎汤，调下二钱。《女科》

---

① 蓬莪茂：蓬莪术。

去妒

去妒丸。天门冬_{去心}、赤黍米_{去壳，微炒}、薏苡仁_{去壳，炒，各}_{四两}，为末，炼蜜丸梧子大，食远白汤下百丸，常服免妒。《寿世》

便浊

久积虚寒，小便白浊，滑数不禁。鹿角屑_{炒黄为末}，每服二钱，温酒调下。《女科》

转脬

忍小便，转脬，困笃欲死。滑石_{二两}，乱头发灰_{一两}，为末，取桃白皮_{一斤}，捣烂，入水三盏绞汁，不拘时，温半盏，调服一钱。《大全》

滑石末，葱汤下二钱。《大全》

阴疾

阴门肿。甘菊苗捣烂煎汤，熏洗并敷。《补遗》

阴痒。杏仁_{烧灰}，乘热绵裹纳入，日二易之。《崔氏》

阴痔，有肉突出如茄子。生枳壳_{为末}，煎汤熏洗，以渣绢包纳阴中，渐消。《女科》

阴挺。温盐水洗软，五灵脂烧烟熏，次用萆麻子研烂涂上即吸进，洗去。《女科》

交接违理，血出不止，发灰烧青布灰为末涂之，或用赤石脂末或用五倍子末掺。《补遗》

妖魅

妇人为妖魅或与鬼交。鹿角屑，水服方寸匕，即言实也。
《女科》

以生蜜涂阴户即绝。《急救》

娠妇杂证 遇证查方

遇证查方

妊娠四五月，忽心腹绞痛。大红枣十四枚，烧存性，为末，童便调下。《女科》

妊娠下痢，赤白痢疾，绞刺疼痛。鸡子一枚，乌鸡者更良，破孔，去清留黄用。入黄丹一钱，搅匀，厚纸糊好，盐泥固济，火焙干，为细末，米饮服二钱，一服愈者男，二服愈是女。
《大全》

妊娠脏躁，自悲、自哭、自笑。红枣烧存性，米饮下。《学士》

通气散，治妊娠腰痛。破故纸①二两，炒香为末，先嚼胡桃肉半个，空心温酒调下二钱，神效。《良方》

---

① 破故纸：补骨脂。

妊妇腰痛如折。银_{一两}，水三升，煎二升服。《秘录》

妊妇心痛不可忍，盐烧赤，酒服。《产宝》

妊娠腹痛，月未足，如欲产之状，用知母二两为末，蜜丸梧子大，每粥饮下二十丸。《小品》

妊娠浮肿。羌活、萝卜子同炒香，只取羌活为末，每服二钱，温酒调下，一日一服，二日二服，三日三服。《本事》

孕妇咳嗽。贝母_{去心}，_{麸炒黄}，为末，砂糖拌丸芡子大，每含咽一丸，神效。《救急》

妊娠吐衄不止。马勃末，浓米饮服半钱。《圣惠》

妊娠下血不止。桃枭_{烧存性}，_研，水服取瘥。《葛洪》

妊娠患淋，热痛酸楚，手足烦疼。地肤子_{十二两}，水四升，煎二升半，分服。《秘录》

妊娠子烦，因服药致胎气不安，烦不得眠者。知母_{一两}，_{洗焙}，为末，枣肉丸弹子大，每服一丸，人参汤下。医者不识此病，作虚烦治，反损胎气。产科郑宗文得此方于陈藏器《本草拾遗》中，用之良验。《集验》

子痫昏冒，缩砂和皮_{炒黑}，热酒调下二钱，不饮者米饮下，此方安胎止痛皆效。《温隐居方》

胎气上冲，心不安，腹中胀痛，有神效。紫苏、陈皮、葱为细末，砂仁煎酒服。《急救》

葡萄煎汤，饮之即下。《圣惠》

妊娠，偶因所触，或跌坠伤损，致胎动不安，痛不可忍。缩砂熨斗内炒热，去皮用仁，捣碎，热酒调下二钱，须臾觉腹中胎动极热，即胎安矣。《孙尚药方》

妇人损胎，孕八九月，或坠伤，牛马惊伤，心痛。用青竹茹五两，酒一升，煎五合服。《秘录》

孕中有痛，薏苡仁煮汁频饮。《补遗》

妊娠，伤寒壮热，赤斑变为黑斑，溺血。用艾叶如鸡子大，酒三升煮二升半，分二服。《类要》

罩胎散。治孕妇伤寒，大热烦渴，恐伤胎气，用嫩卷荷叶焙半两，蚌粉二钱半，为末，每服三钱，新汲水入蜜调服，并涂腹上。《郑氏》

妊娠，风寒卒中，不省人事，状如中风。用熟艾三两，米醋炒极热，绢包熨脐下，良久即苏。《良方》

二香散。治妊娠恶阻，胎气不安，气不升降，呕吐酸水，起坐不便，饮食不进。香附子一两，藿香叶、甘草各二钱，为末，每服二钱，沸汤入盐调下。《圣惠》

乌金散。治胎前产后虚损，月经不调，崩漏及横生倒产，用白芷、百草霜等分为末，以沸汤入童便同醋调服二钱。丹溪加滑石，以芎归汤调之。《普济》

胎产 胎动 胎漏 产难 临产 催生 横倒 胎损 胞衣

胎动

神妙佛手散。治妇人妊娠胎动，或子死腹中，血下疼痛，口噤欲死，服此探之，不损则痛止，已损便立下。当归二两，芎䓖一两，为粗末，每服三钱，水一盏，煎令泣，泣欲干，投酒一盏，再煎一沸，温服或灌之，如人行五里再服，不过三五服便效。《备急》

妊娠胎动，或腰痛，或抢心，或下血不止，或倒产，子死腹中。艾叶如鸡子大一团，酒四升，煮二升，分二服。《肘后》

胎动下血，疼痛抢心。葱白煮浓汁饮之，未死即安，已死即出，未效再服。一方加川芎。《梅师》

胎动，已见黄水者，干荷蒂一枚，炙，研末，糯米淘汁调服，即安。《经验》

胎漏

漏胎，黄蜡一两，老酒一碗，溶化热服，即止。《急救》

莲房烧研，面糊丸梧子大，每服百丸，汤酒任下，日二。《集验》

产难

福胎饮。临产顺胎，九个月、十月，服此永无惊恐，香附子四两，缩砂仁炒，三两，甘草炙，一两，为末，米饮下二钱。《集验》

临产月，用通明乳香半两，枳壳一两，为末，炼蜜丸梧子大，空心每服三十丸，胎滑易生。《良方》

临产

临产累日，恶露出尽，气竭干。久不产者，用此滑之。赤小

豆十三两，水二升，煮豆至一升，去豆，将阿胶三两入豆汁溶化，每服半盏，未产再服，即生。《集验》

三五日不下，垂死，及矮小女子交骨不开者，干龟壳一个，酥炙，妇人头发一握，烧灰，川芎、当归各二两，每服七钱，水煎服，如人行五里。许，再一服，生死胎俱下。《摘元》

如圣散。治胎脏干涩难产，剧者并进三服。黄葵花焙，研末，热汤调服二钱，无花用子半合，研末，酒淘去渣服之，胎死不下，红花酒下。《产宝》

桃仁一个，劈开，一片书可字，一片书出字，吞即生。《删繁》

催生

催生，白蒺藜子、贝母各四两，为末，米汤服三钱，少顷不下再服。《梅师》

催生下胞，取蓖麻子七粒，去壳研膏涂脚心，若胎及衣下，便速洗去，不尔则子肠出，即以此膏涂顶，则肠自入。《集验》

产难，取蓖麻子十四粒，每手各把七粒，须臾即下。《肘后》

横生

横生倒产，车前子末，酒服二钱。《秘录》

伏龙肝为细末，温酒调服二钱，其儿带土而下。《急救》

桂末二钱，待痛紧时，童便温热调下，名观音救生散。又加麝香少许，酒下，兼治死胎不下。《向氏》

妊妇逆生，盐摩产妇腹，并涂儿足底，仍急爪搔之。《千金》

以手中指取釜底墨，交画儿足下即顺产。《千金》

胎损

胎死腹中不下，葵子^①为末，酒服方寸匕，若口噤不开，灌之即苏。《千金》

苦葫芦_{烧存性}，研末，每服一钱，空心热酒下。《海上》

取本妇鞋底，炙热熨腹上下，二七次即下。《集元》

雀麦^②一把，水五升，煮二升，温服。《秘录》

胞衣

胞衣不下，牛膝_{八两}，葵子_{一合}，水九升，煎三升，分三服。《延年》

赤小豆，男七枚，女二七枚，东流水吞服之，即下。《救急》

大豆_{半升}，醇酒_{三升}，煮一升半，分作三服。《产书》

瓜蒌实_{一个}，_{取子}，细研，以酒与童便各半盏，煎七分，温服，无实用根亦可。《良方》

腹满则杀人，以水入醋少许，噀面即下，神效。《圣惠》

---

① 葵子：冬葵子，又名葵菜子。

② 雀麦：为杂草类的一种，其花似雀脚，载于《本草纲目拾遗》。

产后杂证 遇证查方

遇证查方

舌出不收。丹砂敷之，暗掷盆盎，作堕地声惊之，即自收。
《集简》

生白矾末一钱，热汤调下，名明氏孤凤散，治产后不语。
《良方》

鼻衄。荆芥焙，研末，童便服，二钱即止。《良方》

衄血，口鼻起黑气，名胃绝肺败。用红丝线一条，本妇顶心发二根，扎紧中指节即止。《急救》

口渴。用炼过白蜜，不计多少，热水调服，即止。《产书》

因怒伤肝，呕青绿水。用韭叶一斤取汁，入姜汁少许，和饮。《摘元》

水肿，血虚浮肿。泽兰、防己，等分为末，每服二钱，醋汤下。《备急》

厥逆，气乱心烦。干柿切碎，水煮汁，呷之。《产宝》

泻血不止。干艾叶炙熟、老生姜各半两，浓煎汤，一服立效。
《食疗》

尿血。川牛膝水煎频服。《补遗》

下痢。大荆芥_{四五穗}，于盏内烧存性，不得犯油火，入麝香少许，沸汤调下。《深师》

尿闭。陈皮_{一两，去白}，为末，空心温酒服二钱。《良方》

秘塞。桃花、葵子、滑石、槟榔，等分为末，空心葱白汤服二钱。《集验》

产后风寒诸证

华佗愈风散。治产后中风，口噤，手足瘈疭如角弓，或产后血晕，不省人事，四肢强直，或心眼倒筑，吐泻欲死，或因怒气发热迷闷者。用荆芥穗子微焙为末，每服三钱，豆淋酒调服，或童便服之，口噤则挑齿灌之，齿噤则灌入鼻中，神效。《急救》

中风不省人事，口吐涎沫，手足瘈疭。当归、荆芥穗等分为末，每服二钱，水一盏，酒、童便各少许，煎七分灌之，下咽即有生意，神验。《圣惠》

中风语涩，四肢拘急。羌活_{二两}，为末，每服五钱，酒水各一盏，煎减半服。《小品》

角弓反张，不语。用大蒜_{三十瓣}，以水三升，煮一升，灌之即苏。《秘录》

中寒，遍身冷直，口噤不识人。白术_{一两}，泽泻_{一两}，生姜_{五钱}，水一升，煎服。《至宝》

165

产后血疾诸证

产后血晕。韭菜切，安瓶中，沃以热醋，令气入鼻中，即醒。《丹溪》

运绝。半夏末，冷水和丸大豆大，纳鼻中即愈。《肘后》

血晕。身痉直，口目向上，牵急不知人，取鸡子一枚，去壳取清，以荆芥末二钱，调服即安。乌鸡子尤善。《宗奭》

血晕。心闷气绝，红花一两，为末，分作二服，酒二盏煎一盏连服，如口噤，斡开灌之。或入童便，尤妙。《秘录》

血冲，心胸满喘，命在须臾。川血竭、没药各一钱，研细，童便和酒服。《集要》

血痛。白鸡冠花，酒煎服之。《李楼奇方》

血痛有块。姜黄、桂心，等分为末，酒服方寸匕，血下尽即愈。《产宝》

血闭不下。桃仁二十枚，去皮尖，藕一块，水煎服。《奇方》

血崩。莲蓬壳五个，香附子二两，各烧存性为末，每服二钱，米饮下，日二服。《良方》

堕胎，下血不止。当归焙，一两，葱白一握，每服五钱，酒一盏半，煎八分，温服。《总录》

产后心腹诸痛

芸薹散，治产后恶露不下，血结冲心，刺痛，将来才遇冒寒踏冷，其血必往来心腹间，刺痛不可忍，谓之血母。并治产后心腹诸疾，产后三日，不可无此，用芸薹子_炒、当归、桂心、赤芍药，等分，每酒服二钱，赶下恶物。《产乳》

腹痛如绞，当归末_{五钱}，白蜜_{一合}，水二盏煎一盏，分二服，未效再服。《良方》

腹痛欲死，因感寒起者，陈蕲艾_{二斤}，焙干，捣铺脐上，以绢覆住，熨斗火熨之，待口中艾气出痛即止。《经验》

血胀，腹痛引胁。当归_{二钱}，干姜炮_{五分}，为末，每服三钱，水一盏煎八分，入盐醋少许，热服。《良方》

育肠气痛及少腹痛。禹余粮_{为末}，每米饮服二钱，日二服。《卫生》

凡服草药堕胎腹痛者。生白扁豆_{去皮为末}，米饮服方寸匕，或浓煎汁，或丸服。如服药，胎气已伤未堕，口噤身强，自汗头低，似乎中风，九死一生，若作风治，必死无疑。《永类》

┃宫脱阴痛┃

　　子宫脱下。蓖麻子仁、枯矾，等分为末，安纸上托入，仍以蓖麻仁十四枚，研膏涂顶心即入。如盘肠生产亦可如上涂顶。《摘元》

　　产时子肠先出，产后不收者，名盘肠产。以半夏末，频嗤鼻中则上也。《良方》

　　老鸭蒜①一把，水二碗，煎一碗半，去滓熏洗，神效。《得效》

　　产肠脱出，羌活二两，煎酒服。《必效》

　　产后，玉门不闭及痛。蛇床子炒热，布裹熨之。《三因》

　　产后，阴道不闭或阴脱出。石灰一斗，熬黄，以水二斗投之，澄清，熏。《肘后》

　　产后阴肿，桃仁烧研敷，或去皮尖，细研抹。《肘后》

　　产后阴户燥热，遂成翻花。泽兰四两，煎汤，熏汤二三次，再入枯矾煎洗，即安。《集简》

---

① 老鸭蒜：石蒜，见于《救荒本草》。

| 产　乳 |

涌泉散。治妇人乳少，因气郁者。王不留行、穿山甲_炮、龙骨、瞿麦穗、麦门冬，等分为末，每服一钱，热酒调下，后食猪蹄羹，仍以木梳梳乳，一日三次。《卫生》

二贝散。治乳汁不下，贝母、知母、牡蛎粉，等分，为细末，每猪蹄汤调服二钱。《汤液》

乳汁不下，麦门冬_{去心}，焙为末，每用三钱，酒磨犀角约一钱许，温热调下，不过二服便下。《补遗》

木莲_{二个}，猪前蹄_{一个}，烂煮食之，并饮汁尽即通。《集简》

白僵蚕末二钱，酒服，少顷，以脂麻茶一盏投之，梳头数十遍，即下。《经验》

瓜蒌根_{烧存性}，研末，米饮服方寸匕，或以五钱酒水煎服。《产乳》

莴苣菜煎酒服。《海上》

丝瓜连子_{烧存性}，研，酒服一二钱，被覆取汗即通。《简便》

京三棱_{三个}，水二碗煎一碗洗乳，以汁出为度。《外台》

产后回乳，产妇无子食乳，乳不消，令人发热恶寒，用大麦蘖_{二两}，炒为末，每服五钱，白汤下甚良。《纂要》

幼科

胎疾 初生 惊风 痫疾 天钓 噤嗺

初生

小儿初生，浴汤中入盐少许，拭干，以腻粉少许摩其身，既不畏风，又散诸气。《心鉴》

初生，以黄连煎汤浴，不生疮及丹毒，未出声时，以黄连煎汁灌一匙，令终身不出斑，已出声者灌之，斑虽发亦轻。《汤液》

嚼生脂麻，绢包与儿咂之，其胎毒自下。《急救》

以韭汁少许灌之，即吐出恶水、恶血，永无诸疾。《本草》

初生无皮色赤，但有红筋，乃受胎未足也。用早白米粉扑之，肌肤自生。《圣济》

初生有白膜皮裹舌，或遍舌根，以指甲刮破令血出，烧矾末半绿豆许敷之，若不摘出，其儿必哑。《至宝》

初生不食乳及不小便，用葱白一寸，四破之，以乳汁银锅内煎灌，立效。《急救》

初生便闭，甘草、枳壳煨，各一钱，水半盏，煎灌下即通。《心鉴》

初生大小便不通，真香油一两，皮硝少许，同煎滚，冷定，徐徐灌入口中即通。《经验》

初生大小便不通，腹胀欲绝，急令妇人以温水漱口，吸咂儿前后心，并脐心手足心共七处，每一处吸咂三五次，各漱口吸之，以红赤为度，须臾自通。《急救》

初生七八日，大小便血出，乃热传心肺，不可服凉药，只以生地黄汁五七匙，酒半匙，蜜半匙，和服之。《心鉴》

婴儿月内，目闭不开，或肿羞明，或出血者，名慢肝风，用甘草一截，以猪胆汁炙，为末，每用米泔调少许，灌之。《新书》

小儿鹅口，满口白烂，枯矾一钱，朱砂二分，为末，每以少许敷之，日三次。《普济》

重舌鹅口，白及末，乳汁调涂足心。《圣惠》

重舌，皂角刺烧灰，入朴硝，或加冰片少许漱口，掺入舌下，顷刻涎出自消。《圣惠》

小儿囟陷，绵乌头、附子并去皮脐，二钱，雄黄八分，为末，葱根捣和，作饼贴陷处。《心鉴》

小儿剃头后，以杏仁三粒，去皮尖，薄荷三叶，腻粉少许，研细，入生麻油三四滴，拌匀，头上擦之，终身可免疮毒。《幼科》

惊风

仙传神效急惊，并治大人中风中痰，服之立效。生石膏十两，辰砂五钱，共研细末，和匀，每服大人三钱。小儿一岁至三岁一钱；四岁至七岁一钱五分；八岁至十二岁二钱；十三岁至十六岁二钱五分；用生蜜汤调下，累用累验。《急救》

急惊垂死，鲜菖蒲根捣汁灌之，立醒。《急救》

慢惊昏沉，乌药磨水灌之，自醒。《济急》

惊热，钩藤—两，硝石半两，甘草炙，一分，为散，每服半钱，温水服，日三，名延龄散。《圣济》

惊痫不知人，嚼舌仰目者，犀角浓磨水服五分，立效，为末亦可。《钱氏》

一百二十种惊痫，用荆芥穗二两，白矾半生半枯，一两，为末，糊丸黍米大，朱砂为衣，每姜汤下二十丸，日二服。《医学》

惊邪，安息香—豆许烧之，自除。《奇效》

惊风，生半夏—钱，皂角半钱，为末，吹少许入鼻，名嚏惊散。《直指》

脐风，独头蒜切片安脐上，以艾灸之，口中有蒜气即止。《简易》

未满月惊搐，辰砂以新汲水浓磨汁，涂五心，最效。《斗门》

痫疾

小儿胎痫，琥珀、朱砂各少许，全蝎—枚，为末，麦门冬汤调一字服。《直指》

天钓

涂顶散，治小儿天钓。芸薹子、生乌头去皮尖，各二钱，为末，每用一钱，水调涂顶上。《圣济》

盘肠气痛。延胡索、茴香等分，炒研，空心米饮，量儿大小与服。《易简》

盘肠，内钓腹痛。用葱汤洗儿腹，仍以炒葱捣贴脐上，良久，尿出痛止。《宝鉴》

诸般钓证，角弓反张，胸高脐突。透明没药_{为末}，姜汤下。
《急救》

撮噤

小儿脐风撮口，艾叶烧灰，填脐中，以绵缠定，效。或隔蒜
灸之，候口中有艾气，立愈。《简便》

撮口，盐头捣贴脐上，艾灸。《秘录》

口噤，病在咽中，如麻豆许，令儿吐沫不能乳食，葛蔓烧灰
一字和乳汁点，即瘥。《圣惠》

生南星末同姜汁擦之，自开。《急救》

撮口发噤。生甘草_{二钱半}，水一盏煎六分，温服，令吐痰涎，
复以乳汁点儿口中。《金匮五函》

小儿诸疾 脐湿 鼻塞 吐乳 惊啼 客忤 龟背 婴疟 胎热 不语

脐湿

小儿脐湿，不早治成脐风，或肿赤出水，用当归末敷之。一
方入麝香少许，一方用胡粉等分，试之最验。若愈后因尿入复
作，再敷即愈。《圣惠》

小儿脐肿，荆芥煎汤洗净，以煨葱刮薄出火毒，贴之即消。

《海上》

小儿脐疮，久不瘥者，马齿苋烧研，敷之。《千金》

鼻塞

儿生三五日，鼻塞气急，饮乳啼叫不止。葱叶、猪牙皂角_去
皮，为末，各七条，共捣成膏，贴囟门。《幼科》

鼻塞，以槐叶为末，乳母唾调，厚涂囟门。《庄氏》

囟开不合，鼻塞不通，大天南星一枚，微炮，为末，淡醋调
涂，绯帛贴囟门，炙热频熨。《张鸡峰方》

吐乳

小儿胃寒吐乳，白豆蔻仁十四个，缩砂仁十四个，生甘草二
钱，炙甘草二钱，为末，常掺入儿口中。《得效》

惊啼

小儿夜啼，黑牵牛末一钱，水调敷脐上，或以母口津调贴。
《生编》

五倍子末，津调，填于脐内。《简便》

蝉花散。治小儿夜啼不止，状若鬼祟，用蝉蜕下半截，为末，
一字，薄荷汤入酒少许调下。若不信，将上半截为末，煎汤调下，
即复啼，古人立方，莫知其妙。《普济》

客忤

小儿客忤，口不能言，细辛、桂心，等分为末，以少许纳口

中。《外台》

卒死无故者，取葱白纳入下部及两鼻孔中，气通或嚏即活。
《经验》

龟背

小儿龟背，以龟尿调红内消点背上，骨节久久自安。龟胸，以龟尿摩胸骨，自瘥。红内消即何首乌之别名也。《急救》

婴疟

婴儿疟疾，无计可施。代赭石五枚，煅红，醋淬，朱砂五分，砒霜一豆大，同以纸包七重，打湿煨干，入麝香少许，为末，香油调一字，涂鼻尖上及眉心四肢，神效之至。《保幼》

胎热

小儿胎热，甘草一钱，黑豆二钱，淡竹叶七茎，灯心七茎，水煎，不拘时服。《幼科》

不语

小儿四五岁，不语者，赤小豆末，酒和敷舌下。《千金》

小儿杂证 风寒 眼疾 耳疾 断乳 黄疸 疟疾 吐泻 泻痢 便溺 脱肛

风寒

小儿伤风伤寒，或疮或疹，宜冲和散。此药无寒无热，疏风顺气，一切热证。荆芥穗、赤芍药各一两，苍术制，炒，二两，甘草炙，半两，为细末，随大小服一二钱。伤风伤寒，壮热咳嗽，鼻塞声重，生姜葱白汤下；伤风潮热，或变蒸发热，薄荷汤；风热伤肺，鼻涕气粗，紫苏汤；发汗，去节麻黄汤；盗汗自汗，牡蛎浮麦汤；丹毒风热，煎四顺饮下；眼暴赤热肿，煎羌活黄芩生地黄汤下；口舌腮项，热肿生疮，煎防风牛蒡子汤调下；咽喉重舌，煎升麻、枳壳、大黄、防风，薄荷汤调下；久病后，急慢惊热，保婴全蝎散调下。《集验》

小儿伤寒，发热昏迷，眼合不开，诸药无效，用此有验。取多年粪坑中瓦片洗净，以一大碗，碗上架柴片二条，将瓦片烧红放柴片上，即将滚水冲瓦片上，滚流入碗之水即与小儿服之，即眼开热退，鼻涕流通而神清矣，再用葱煎汤满头淋洗。《普救》

眼疾

小儿雀盲，用羖羊肝一具，不用水洗，竹刀剖开，入谷精草一撮，瓦罐煮熟，日食之，屡效。忌铁器，如不肯食，炙热，捣作丸，绿豆大，每服三十丸，茶下。《家宝》

小儿热眼，南星四分，大黄六分，为末，醋调匀，左眼敷右脚心，右眼敷左脚心，缚住，俟口内闻出药气即愈。《简易》

婴儿赤目，茶调胡黄连末涂手足心，即自瘥。《济急》

小儿目翳，或来或去，渐大侵睛，雪白盐少许，灯心蘸点，日三五次，不痛不碍，屡用有效。《活幼》

耳疾

小儿聤耳，硫黄末和蜡作挺插之，日三易。《千金》

耳出脓，山羊角烧存性，为末，吹二三分，日二次。《幼科》

断乳

小儿至四五岁，断乳画眉膏。山栀三个，烧存性，加雄黄、朱砂、轻粉各少许，生麻油调匀，候儿睡熟，浓抹两眉上，醒来便不思乳。未效再抹加黄丹。《幼科》

黄疸

小儿黄疸，胡黄连、川黄连各一两，为末，用黄瓜一个，去瓤留盖入药在内合定，面裹煨熟，去面捣丸绿豆大，量儿大小，温酒下。《总微》

疳疾

小儿脾疳，使君子、芦荟，等分为末，每服一钱，米饮调下。《事亲》

癖疾，苍术四两，制，为末，羊肝一具，竹刀劈开，掺术末，线缚入砂锅，煮熟捣为丸服。《生生》

疳虫，食土及生物。研绿矾末，猪胆汁丸绿豆大，每米饮下五七丸。《保幼》

吐泻

小儿呕吐及吐泻不止，水谷不纳。用多年灶心赤土为细末，每服一钱，米饮调下，大人倍之。《秘方》

干呕，以竹叶三十片，灯心三十根，水煎服。《幼科》

小儿中暑，吐泻烦渴。谷精草烧存性，用器覆之，放冷为末，每冷米饮服半钱。《保幼》

泻痢

小儿痢下赤白，体弱大困者。大麻子仁三合，炒香，研细末，每服一钱，浆水服，立效。《秘录》

久痢赤白，肉桂去皮，以姜汁炙紫，黄连以茱萸炒过，等分为末，紫苏、木瓜煎汤服之，名金锁散。《心鉴》

神仙救苦散。治小儿赤白痢下，日夜百行不止。用罂粟壳半两，醋炒，为末，再以铜器炒过，槟榔半两，炒赤，研末各收，每用等分。赤痢，蜜汤服；白痢，砂糖汤下。忌一切口味。《心鉴》

血痢，马齿苋生绞汁一合，和蜜一匙，空心服。《食医》

血痢，宣莲[1]为末，以鸡子摊作饼，炭火煅令通赤，盖定勿泄气，候冷研细，空心米饮下半钱，大人一钱，以意加减。《吉氏家传》

便溺

小儿遗尿，大甘草头煎汤，夜夜服之。《得效》

赤小豆叶捣汁服，即止。《千金》

不尿，安盐于脐中艾灸，效。《药性》

尿血，甘草—两二钱，水六合煎二合，一岁儿一日服尽。《至宝》

阴癀，肿大不消，硼砂—分，水研涂之，大有奇效。《集元》

囊肿，天花粉—两，炙甘草—钱半，水煎入酒服。《心鉴》

阴被蚯蚓吹肿，取雄鸭涎，抹之即消。《海上》

婴儿沙淋，黑豆—百二十个，生甘草—寸，新水煮熟，入滑石末，乘热饮之，良。《心鉴》

脱肛

小儿脱肛，猪脂二两，炼入蒲黄末一两成膏，涂肠头上即缩入。《幼科》

鱼腥草擂如泥，先以朴硝水洗过，用芭蕉叶托住药坐之，自入也。《永类》

---

① 宣莲：宣黄连。

外科 口牙 疳疮 瘰疬 月饼 疥癣 痧疹 赤游 风疹 肥疮
乖痱 腮咽 瘰疬

口牙

小儿口疮，不能吮乳，密陀僧末醋调涂足心，疮愈洗去。《简易》

糜烂者，生硫黄研末，水调涂手足心，效即洗去。《得效》

细辛末，醋调贴脐上。《卫生》

铁锈末，水调敷患处。《集简》

釜底墨时搽。《普济》

疳疮

走马牙疳，北枣一枚去核，入鸭嘴，胆矾纸包，煅赤，出火毒，研末敷之，追涎。《简便》

五倍子、青黛、枯矾、黄柏等分为末，先以盐汤漱净，掺之，立愈。《便览》

走马疳蚀，透骨穿腮，生南星一个，当心剜空，入雄黄一块，面裹，烧，候雄黄作汁，以盏子合定出火毒，去面为末，入麝香少许，拂疮数日，甚效。《经验》

齿疳，溺桶中白垢_{火煅过}，每一钱入铜绿_{三分}，麝香_{一分半}，敷之。或但加冰片少许，吹患处，立效。《幼科》

瘌疬

小儿遍身或面上生疳，疮烂成孔，白如大小杨梅疮，用蒸糯米时甑蓬四边滴下气水，以盘承取，扫疮上，不数日即愈。《集简》

小儿疳疮、肾疮、鼻疮、头疮、耳疮久不瘥者，石绿、白芷，等分为末，先以甘草水洗疮拭净，敷之立愈。《集元》

小儿鼻𪖓，鼻下两道赤色有疮，以米泔洗净，用黄连末敷之，日三四次。《秘录》

疳疮，头面耳边连引流水，极痒，久不愈者，蛇床子_{一两}，轻粉_{三钱}，为细末，油调搽之。《普济》

白秃瘌疮，石灰窑内烧红流结土渣_{四两}，百草霜_{一两}，雄黄_{一两}，胆矾_{六钱}，榆皮_{三钱}，轻粉_{一钱}，为末，猪胆汁调，剃头后搽之。《积德堂方》

鸡子黄炒出油，入麻油及腻粉末敷之。《集简》

葱汁调腻粉涂之。《圣惠》

葱白头_{九个}，花椒_{一撮}，香油_{半盏}，放在饭锅上蒸过七次，用时加黄丹一撮调搽，一二日即愈。《急救》

小儿软疖，大枳壳_{一个，去白，磨口平}，以面糊抹边，合疖上，自出脓血尽，且无痕。《得效》

墙上白螺蛳壳_{烧灰}，入倒挂尘等分，油调涂之。《寿域》

月饵

小儿月蚀，生于耳后，黄连敷之。《秘录》

头疮耳疮，竹叶烧灰，猪胆汁调涂。《急救》

耳烂，轻粉、枣子灰等分研末，油调敷。《摘元》

疥癣

小儿癣疥，藁本煎汤浴之，并以浣衣。《保幼》

猪脂和轻粉，抹。《直指》

眉练癣疮，菟丝子炒，研，油调敷之。《寿域》

小麦烧存性，为末，油调敷之。《事亲》

痧疹

小儿痧疹发不出，喘嗽、烦闷、躁乱。西河柳叶风干，为细末，水调四钱，顿服立定。或茅根煎汤，调服一二钱，以砂糖水调服，兼治疹后痢。《急救》

赤游

小儿丹瘤，游走入腹必死。初发，急以截风散截之，白芷、寒水石为末，生葱汁调涂。《全幼》

蓖麻子五个，去皮研，入面一匙，水调涂。《秘旨》

木鳖子仁研如泥，醋调敷，一日三五上，极效。《精义》

赤游风行于上下，至心即死，芒硝一两，滚汤两酒盏，溶硝拭丹上。《圣惠》

小儿火丹，热如火，绕脐即损人，马齿苋捣涂。《广利》

风疹

小儿风疹作痒，白矾_烧，投热酒中，马尾揾酒涂。《秘录》

蛇蜕_{一条}，水一升煎半升，鸡翎扫上瘥。《圣惠》

肥疮

小儿肥疮，烟胶、酥油调上，兼治鼻上练疮。《急救》

烂疮初起，肿浆似火疮，桃仁研烂，敷之。《秘录》

艾叶烧灰，敷之。《秘录》

乱发鸡子膏。治孩子热疮，用鸡子_{五枚}，煮熟，去白取黄，乱发如鸡子大，相和于铁铫中，炭火熬之，初甚干，少顷即发焦，乃有液出，旋取置碗中，以液尽为度，取涂疮上，即以苦参末掺之。《传信》

遍身生疮，脓水不干，黄柏为末，入枯矾少许，擦之极良。《急救》

乖痱

小儿月内，乖疮满头，及浑身脱皮者。多年尿缸内红色砖，焙干为末，或香油麻油俱可调搽，神效。《急救》

小儿痱子及热毒疮。用石灰_{一两}，炒，蛤粉_{三两}，甘草末_{一两}，共研匀，以绵揾扑。《急救》

小儿毒气攻腮，赤肿可畏。皂角_{去核，二两}，生南星二钱，糯米_{五钱}，为末，姜汁调涂，立效。《本事》

腮咽

玉锁匙。点咽骨肿病或垂下，及喉舌强硬，硼砂_{一钱}，朴硝_{五分}，僵蚕_{一条}，片脑_{半分}，研极细，吹少许。《幼科》

瘰疬

小儿瘰疬，脂麻、连翘等分为末，频频食之。《简便》

| **痘证** 预解 不发 痘疔 诸疾 痘目 黑陷 溃烂 |

预解

时行暄暖，恐发痘疮，用生麻油一小盏，水一盏，旋旋倾于油内，柳枝搅稠如蜜，每服二三蚬壳，大人二合，卧时服之三五服，大便快利，疮自不出，或用麻油、童便各半盏，如上法服。《直指》

小儿发热，不拘风寒饮食，时行痘疹，并宜用之，以葱涎入香油内，手指蘸油摩擦小儿五心、头面、项背诸处，最能解毒凉肌。《直指》

腊月梅花，采将开者，晒干为末，炼蜜丸，未出痘儿三四服可令痘稀，或加朱砂更妙。《幼科》

小儿气虚血弱，未出之先，用菟丝子_{醋浸一宿，焙干}，为末，发热时每一岁服七分，量儿大小加减，好酒调服，易发、易胀、易靥，且无余证。《秘方》

不发

痘疮不发，韭菜根煎汤服之。《海上》

痘疮出不快，壮热狂躁，胸膈壅塞，大便秘涩，咽喉肿不利，若大便利勿服。牛蒡子_{炒，一钱二分}，荆芥穗_{二分}，甘草节_{四分}，水一盏同煎至七分，温服，已出亦可服，名必胜散。《和剂》

痘疔

四圣丹。治小儿痘中有疔，或紫黑而大，或黑坏而臭，或中有黑线，此痘十死八九，惟用豌豆_{四十九粒，烧存性}，头发灰_{三分}，真珠①_{十四粒}，炒研为末，以油胭脂同杵成膏，先以簪挑疔破，咂去恶血，以少许点之，即时变红活色。《普济》

诸疾

痘喘，取白花地丁②，水煎服，止喘甚神。《急救》

痘痂，用雄黄、牛粪尖_{烧存性}，为末，每一钱加冰片_{二分}，研细，吹患处立愈。《急救》

痘疹胀痛，白芍药为末，酒服半钱匕。《痘疹》

---

① 真珠：珍珠。
② 白花地丁：又名白花堇菜、铧头草、箭头草、犁头尖、青地黄瓜，具有清热解毒、散瘀消肿之效。

痘疹，作痒难忍，抓成疮及泡，欲落不落，百花膏。用上等石蜜，不拘多少，汤和，时时以翎刷之，其疮易落，自无瘢痕。《心鉴》

痘毒初起，以绿豆、赤小豆、黑大豆等分为末，醋调，时时扫涂即消，名三豆膏。《医学》

痘疮结痂已尽，忽又倒发，好雄黄二钱，为末，黄酒半碗煎滚，待温用绵帛蘸药涂患处，三五次即消。《圣惠》

辟秽，香苍术一斤，大黄半斤，研细，放火炉中烧之，不可间断，加乳香更妙。《幼科》

防痘入目，胭脂嚼汁点之。《集简》

眼内生痘，取黑狗耳刺血滴眼中，其疮自瘥。《急救》

瘢疮入目，浮萍阴干，为末，以生羊子肝半个同水半盏煮熟，捣烂绞汁调末服，甚者不过一服，已伤者，十服见效。《得效》

痘目

痘疮入目生翳障，用白甘菊花、谷精草、绿豆皮等分为末。每用一钱，以干柿饼一枚，粟米泔一盏同煮，候泔尽食柿，日食三枚，浅者五七日，远者半月见效。《直指》

天花粉、蛇蜕洗焙，等分为末，羊子肝劈开，入药在内，米泔汁煮熟，切食，旬余即愈。《东野》

黄柏膏，黄柏一两、绿豆粉、红花各二两，甘草四两，为细末，生油调，从耳前至眼眶厚涂，日两三次，早涂疮不至面，纵有亦少，两眼四围厚涂，痘不入目。《钱氏》

痘疮倒黡，郑州麻黄去节，半两，蜜一匙同炒良久，以水半升煎数沸，去沫，煎去三分之一，去滓，乘热服之，避风。其疮复出，以无灰酒煎，其效更速，一子病癍疮，风寒倒靥，已困，用此一服便出，如神。《圣惠》

箬叶烧灰，一钱，麝香少许，酒服。《便览》

痘疮倒陷，干胭脂三钱，胡桃烧存性，一个，研末，用胡荽煎酒服一钱，再服取效。《救急》

黑陷

痘疮黑陷，沉香、乳香、檀香等分，爇①于盆内，抱儿于上，熏之即起。《钧元》

痘疮变黑归肾，用海金沙草煎酒敷其身，即起。《直指》

紫背荷叶散，又名南金散。治风寒外袭，倒靥势危者，万无一失，用霜后荷叶贴水紫背者，炙干，白僵蚕直者，炒，去丝，等分为末，每服半钱，用胡荽汤或温酒调服均可。《痘疹》

痘疮数日陷顶，浆滞不行，或风寒所阻，宜用水杨枝叶无叶用枝，五斤，流水一大釜，煎汤温浴之，如冷添汤，良久，照见累起有晕丝者，浆行也，如不满再浴之，力弱者只洗头面手足，如累浴不起者，气血败矣，不可再浴，始出即痒塌者，皆不可浴，若内服助气血药，借此升之，其效更速。《心鉴》

黑陷倒靥，腊月取干人粪及猫、猪犬粪煅灰为末，砂糖水调服。《幼科》

---

① 爇：烧。

溃烂

痘疮溃烂难靥不干，多年墙屋上烂茅草，洗，焙干，为末掺之。《陈氏》

溃烂，用枇杷叶煎汤洗之。《摘元》

荞麦粉，频敷之。《痘疹》

黑大豆研末敷，甚良。《急救》

痘烂。遍身无皮，脓水流粘衣被，茶叶要多，拣去粗梗，入滚水一泄即捞起，再拣去梗，湿铺床上，用草纸隔一层，令儿睡上，一夜脓皆干。《秘传》

痘风癣烂，以黄豆壳煎汤洗，或黄豆壳烧白灰为末，掺。《幼科》

痘烂生蛆，嫩柳叶铺席上卧之，蛆尽出而愈。《奇方》

《青囊辑便》终

青囊辑便外一种

原名：外科经效秘方

诸疮分阴阳而治

凡疮之发，必要详察其阴阳，有阳发者，有阴发者。如阳发者，则其疮势红肿，痛而焮热。如阴发者，则其疮不甚红肿，不甚疼痛。其溃外口小而内烂大，其药宜用温和，不宜用热药之骤也。然阳变阴者其症多，有可返于阳，故多生阴。变于阳其证少，不能复为阳矣，其间有生者，山医偶合于法，百中得一耳。所谓法者，积于中而发于外也。

大抵人一身，皆本于五脏，五脏之气，皆禀于胃气，胃为五脏之根本，故胃受谷，脾化之以生气，脾生肌肉，气传五脏，而行血脉，以经络一身而昼夜一周。虽痈疽有虚实寒热，皆有气郁而成。

其因有三：内因、外因、不内外因。内故候于人迎者，左手关前一分是也。外因候于气口，气口者，右手关前一分是也。人气口之脉平和，则为不内外因也。

其原有五：一天行时气；二七情内郁；三体虚外感；四身热传于风冷；五食多煿饮热酒，服丹石等热毒，以此五者，为邪气郁于胃中，胃气盛而体实，则邪气相抟而流注于经络，涩于所滞，血败会聚，壅结而成痈。胃气弱而体虚，则邪气盛而宿于经络，凝滞流结，血脉不调，内腐而成疽，故曰外形如粟，中可容谷，外貌如钱，囊可著拳，恶毒脓管，寸长深漏，脓血交沾，用药可痊，臭秽无丝，血败气衰，阳绝阴盛，神仙难医。

医之用药，当量人之虚实，察病之冷热，推其所因，究其所原，而后治之，使内外相应，不可一概而论。如病发于阳而极热，则当顺其气、匀其血，气顺则毒气宣通而不滞，血匀则血脉流动而自散。盖气为阳，血为阴，阴阳调和，病者自安，外用良①药而触之，热盛则血得凉而易散，不散则热已瘵，而血凝于凉，此阳变阴之渐，乃坏烂之根也。急用温凉以治之，解其外攻四围之血路，出其中间已成之脓毒，然后依法以收功也。

如疮发于阴而极冷，则内服平补之药，宣其气，滋其血，助其元阳，从其脾胃，待其饮食进，精神回，然后顺气匀血如常法。外用热药调会一身之气血，回死则拔毒气，然后用温药以散之，其极冷者，诚为良药所误也。不得已，用三建汤而回阳，则病必旁出，再作方为佳。此阴变为阳之候，回生之兆也。若内阳不回，外证不见，是为独阳绝阴，不可为矣。

盖阳者气也，阴者血也。阳动则阴随，气运则血行。气不运则血死，血死则肌死，肌死则病死矣。冷证则用热药者，不过行其血气也。盖血遇热则行，遇冷则止，虽然冷热之药用之固妙，尤当先用乳香、豆粉，以救其心，护其膜。

盖心为一身之主宰，膜为五脏之囊橐，疮之初发，毒必上攻心胞络，故先呕逆而后痛疽，或先痈疽而后呕逆者，胞络根于心也。苟或治之不早，则心主受毒，神无所舍，元气昏瞆矣。疮之所发，毒必旁腑肌肉，苟治之不早，则毒气透膜，膜透则元气泄，脏腑失养，精神枯槁，坏绝者矣。故病至盛而生者，内见五脏，而膜完存也。亦有至微而死者，肌肉未溃而膜先透者也。此

---

① 良：疑作"凉"。

救心护膜，所以为第一议与，是方能①神仙秘授，神圣功②巧，不能尽述，不能尽述，非寻常草医一草一木、一针一刀之比，得其要者，宝之重之。

叙痈疽发背

外科冠痈疽于杂病之先者，变故生于顷刻，性命悬于毫发故也。夫痈疽之名，虽有二十余证，而其要有二，何也？阴阳二证而已。

发于阳者为痈、为实、为热；发于阴者为疽、为冷、为虚。故阳发则皮薄，色赤，肿高，多有椒眼数十而痛；阴发则皮厚，色淡，肿硬，状如牛颈之皮而不痛。又有阳中之阴，似热而非热，虽肿而实，若赤而不燥，焮痛而无脓，既浮而复消，外盛而内腐。阴中之阳，似冷而非冷，不肿而实，赤微而燥，有脓而痛，外虽虚而内实，颇闷。阳中阴，其人多肥，肉紧而内虚；阴中阳，其人多瘦，肉缓而实。又有阳变而为阴者，草医凉剂之过也。阴变而为阳者，大误矣！询及果然。因授小柴胡汤数服，寒热顿除，却用本科追风丸等药，理其风证而全愈矣！

夫虽病有方，伤寒有法，二者兼尽其道，乃为良医。若以大方外科，各专其一证，恐或有所误，而不自知，则又岂能全美乎？此外科论证处方，虽极精其造理，校于诸方为独优，在圆机之士，临证之时，尤当加以审察。

---

① 能：疑作"乃"。

② 功：通"工"。

荣卫返魂汤

又名通顺散、何首乌散。

何首乌_{忌铁器}，当归，木通_{去皮节}，赤芍_炒，茴香_炒，土乌药_炒，陈枳壳_{面炒如寒用姜汁炒，恶寒用之}，甘草_炙。何首乌法用生者，以铜刀或竹刀刮去黑皮，米泔水浸一夜，晒干，用木杵碎。

上方九味，各等分，即各一钱或五分，酒水随证用之，水酒各半亦可。惟流注疮可加独活四钱，疮在上食后服，在下食远服。

观此等药，流注痈疽，发背伤折，非此不能效也。至于救坏病，活死肌，弭患于未萌之前，拔根于既愈之后。中间君臣佐使，如四时五行，更相迭旺，真神仙妙剂，随证加减，其效无穷。何则？此药大能顺气匀血故也。

夫气阳也，血阴也。阳动则阴随，气运则血行，阳滞则阴凝，气弱则血死，血死则肌死，肌死则病未有不死者矣。必调其阳，和其阴，然后血匀气顺，二者不可偏废。只调阳不和其阴，则气耗而血凝，肌必不活。如五香、连翘之类是也。只和阴不调阳，则血旺而气弱，疾必再作，如内补十宣之类是也。然二方亦须参用之，不可执一为妙，前药扶植胃本，不伤元气，荡涤邪秽，自然顺通，不生变证，真仙剂也，用法开列于启。

——发背既久，不愈，只前医用凉疗之故也。凉药外伤其脾，内伤其血，脾生肌肉，脾其受伤，饮食必减，颜色必减，痿痒，肌肉不生。血为脉络，血一受冰，则气不旺，肌肉糜烂，故必理脾，脾既健则肉自生，宜于是方中去木通，少用当归，倍加厚朴、陈皮。盛则用家传对金饮子，又盛则加白豆蔻之数为妙。

——凡流注可加独活。流注者，气血凝滞。故气流而滞，则血注而凝，加此药者，可以动荡一身血脉，血脉既动，岂复有流注者乎？

——流注起于伤寒未尽，余毒流于四肢经络，涩于所滞，而后为流注也。如病尚有潮热，则里有寒邪未尽散，是方内可加升麻、紫苏叶，如服此而热不退，可加干葛。如头痛加川芎，并用姜水煎服。若无潮热，可用水酒各半煎服。何也？酒大能行血生气，气生血行，病愈可必然。

流注须表者，何也？所以推其因而究其原，不忘病之根本也。寒邪既尽，表之太过，则为冷流注，尤为难治，故宜略表为妙。表后宜服温平之药，乃十宣内补是也。如不效，加大附子，或服四桂散，数服即止，湿药亦不可多用，恐增痛苦，反成脓血不干也，仍归荣卫返魂汤收功。然表未尽，则余毒附骨而为骨痈。

夫流注者，伤寒之余毒。骨痈者，流注之败证也。流注非伤寒之罪，乃医者表之未尽也。骨痈非流注之过，又时医凉药之过也。时医无识，心盲志聋，妄称明见，为骨痈而治之无法，又复投之凉药，烈之刀刃毒，则毒气滞，凉药触铁器则愈附骨，而不能痊矣。不然，则人之骨何以为痈？骨而为痈，非药可治，故名附骨疽，又名白虎飞尸。留连周期，展转数载，冷毒朽骨，出尽自愈。

其不愈，至于终身有之，其骨腐者，多为副骨，尤或可痊，一止^①骨副^②，则终身废疾。故脓白而溃者，碎骨初脱，肉深难取，脓黄而溃者，碎骨将出，肉浅可取，宜以利刀取之，详在后章，此不过治骨痈之概也。

又有病经数月，伤于刀刃，赢^③瘦挛拳，咳嗽脓血，坏肉阴烂者，此皆冷极阳弱，阴盛不可以言。吐红为热，宜以好附子加减治之。

又有毒在手脚头面而起，疼痛遍身，上至颈，经络所系去处，如瘰疬串珠者，此为风湿流注之证，宜以加减小续命汤及独活寄生汤，与此方参错用之。

又有两膝肿起，以至遍身骨节皆痛，妇人类风血，男人类软风，此名风湿痹，又名痛疬，宜以附子八物汤加减。又有痛疽在项腋、两乳旁、两胯软处，名为瘰疬，此冷证无热，宜以内补十宣散，并此方参用。

小儿不可轻用附子，恐生惊痫，切不可犯针刀，薄血无脓，胬肉难合，宜以温热药，则散内消。倘犯刀针生胬肉，亦以此药收功，倘有略疼，颇有惊痫，宜用全蝎观音散加减用之。惊变之药如故事。又有小儿宿痰失道者，痈肿在于颈、项、臂膊、胸、背等处，为之冷极，全在热药敷贴之功，留口病须再作为佳，治法在后。

又有流注，大如匏瓜，覆枕见于胸背，其证类发而甚恶，用

---

① 一止：疑作"正"。
② 副：疑作"腐"。
③ 赢：疑作"羸"。

药之后，形势一有微动，即非发矣。宜以内补十宣，与此方随证通变用之，可以内消，大抵诸证，皆原于冷。故为痛者，骨痛也。骨者肾之余，肾虚则骨冷，骨冷所以痛。所谓骨疽，皆起于肾者，亦以其根于此也。故补肾必须大附子，方能得救，肾实则骨有生气，疽不附骨矣。凡用药不可执一，贵乎通变。

——凡痈疽初萌，必气血凝滞所盛，为日既久，则血积于所滞。而复盛作。故病人气血盛者，此方中减当归，多则生血，发于他所，再结痈肿，生生不绝，斯乃秘传，医士少知也。

——凡痈疽生痰有二证，一胃寒生痰，此方中加半夏，方中加半夏，健脾胃化痰；二热郁而成风痰，此方中加桔梗以化咽膈之痰，并用生姜和水酒煎服。

——凡脑发背发在上者，此方中可去木通，恐导虚下元，为上感下虚之病，难以用药，老人虚弱，尤宜去之。

——凡病人有泻，不可便用此方，宜先用止泻药，候泻止却用。

止泻方：白矾，生用为末，黄腊镕化，众手和为梧子大，每服三十丸，米饮送下，候泻止，却用前返魂汤。

盖人一身，以气血为主，痈病之人，血气潮聚一处为脓。若五脏腑不固，必原气泄而血益寒，难愈，用此方大能顺气故也。大抵气顺则血行，气耗则血寒，气寒则血死，血死则肌肉不生。投之热药，则肌肉无元气，不足以当之，徒增苦矣，投之凉药，则无是理。此方虽仙授，要在用之得宜，不然则有刻舟之患矣。至于流注，又不可一概论也。若药耗散元气虚败，则有三健汤取效者，其气多缘于冷故也。尤当审其脉，辨其证，出于冷，虽后用之，亦不可过，过亦有害。但阳脉回，肿处有红，活骨有生气，寒气不能相附为疽，即归是方以取效，此万全妙治。

此方药研为末，炼蜜丸如梧桐子大，或研为散，俱可用水酒汤，临时裁度可也。贵人加木香汤，富人用沉香汤，贫人用紫苏汤，俱送丸散用。

此方药非但治痈疽发背、伤折，至于男子疝气，妇人血气，俱可用之，累获取效。有一妇人患气病五年，发时只是块痛、呕吐、水浆不下，一发便死，用此药为丸，木香汤下，一服呕止，二服痰气顺，遂愈。

——凡伤折未曾脱离者，此方但加减有差讹，见伤折类中，如寻常打破伤损，或伤心胸，悉皆治之。在头上伤则去木通、枳壳，加川芎、陈皮，常用加丁皮、紫苏叶能活血，加破故纸、五灵脂能破宿血，水煎热服，入浓黄酒一盏，候再滚，却入大黄末，空心服下。如通顺，药只四服，先二服中入大黄末，后二服不必用矣，只是催发便下。如不通，用枳壳汤，一面摧。如若不下不通，即不可活，不可坐视人死，而不知也。

——凡伤折尝用此方，可去木通，名何首乌散。盖首乌能扶血故也。如刀刃伤，有潮热、面肿、气喘，乃是破血伤风证，可服索血散、葛根汤、姜葱煎服发散，或败毒散三四服，外用敷贴药，依法治之，无不愈矣。

——治经年腰痛，加萆薢即冷饭头、延胡索，用酒煎半饥服。

——治脚气，加槟榔、木瓜、川山甲，用水煎，食远服。

——宿痰失道，非惟人不识，自仙授以来，惟余一派知之。身有痰润滑一身，如鱼之有涎，然痰居胃中，不动则无，动则有百病生。或喘咳，或呕，或晕、头痛、睛疼、遍身拘急、骨节痹疼，皆外来新益之痰，乃血气败浊，凝结而成也。何则？脏腑气逆，郁结生痰，当汗不汗，蓄积生痰，饮食过伤，津液不行，聚而生痰，其常道则自胃脘而出，其失道自胃脘而流散于肌肉、皮毛之间。

脾生肌肉，肺生皮毛。故凡胸背、颈项、胯腋、腰腿、手足，结聚肿梗 ①，或痛或不痛，按之微潮，或有微红，亦淡薄不热。坚如石，破之无脓，或厄薄血，或清水，或如乳汁。又有坏肉如破絮，又恐如瘰疬，在皮肉之间，如鸡卵浮浴于水中，可移动，软活不硬，破之亦无脓血，针口胬肉突出，惟觉咽喉痰实结塞，作寒作热，即皆其证。急于此方中加南星、半夏等药以治其内，外用玉龙膏热药以拔其毒，使肉脓破为良。其轻无脓者，必自内消。如热极痰壅，则用控涎丹，紫大戟、甘遂、白芥子等分为末，米糊为丸。如遍身肿硬，块大如杯盂，生于喉项要处者，尤为难治。

夫血气和畅，自无他病，气行不顺，血化为脓，痰复失道，则气血衰败，不能为脓，但能为肿硬，理之必然。此证阳少阴多，随证用药，回阳生气，补血控涎。外则用后法，作起一身气血，引散冷块。万一肿不消，不作痛，不为热，体气实无他病证，内块与好肉无异，此又一证也。切不可轻用针刀自戕，如草医曾用针灸，阴烂其肉，或用毒药点脱，使人憎寒壮热。法当通顺其气血，于此方中加升麻以除其寒邪。用敛口结痂之药以安

---

① 梗：疑作"硬"。

之，使为疣赘而已。万一疮自作臭秽糜烂，不免动刀，则有妙剂可以代刀，不可轻泄此方，即用白矾、朴硝研末敷之，则去其糜烂之肉，何用刀乎？

——肠肚内痈，宜服十宣与此方相间用之，并加金银花藤。此药最治内痈，但当审其虚实，或补须用附子，通则用大黄。若不明虚实，此方法亦自能通顺，十宣自能内补，可无他变。至于肺痈，初觉饮食有碍，胸膈微痛，即是此证。急须察脉，审其虚实。虚则用此方，加附子相出入用之。若稍再作，即用十宣散内补之，即自消散。实则用此方加大黄略通之，使毒气下宣为妙，盖肺与大肠为表里故也。如内痈已成，宜以海上方与此方加减用之。喘咳脓血乃肺痈也。大便有脓自肚脐出者，乃肚痈也。方用忍冬藤，即金银花藤也。甘草节用酒煎服妙。

冲和膏

一名黄云膏，又名仙授膏。此方冷热不明，用之可也。

川紫荆皮五两，炒，独话去节，三两，炒，赤芍三两，炒，白芷一两，木蜡即名菖蒲也，一两。

随证加减，上五味共为末，茶酒随证任敷，法详见于后，敷上即止痛，神效。

夫痈疽流注，莫非气血凝滞所成，遇温则生，遇凉即死，生则散，死则凝。此药是温平，详解药味于后。

紫荆皮，木之精，能破气、逐血、消肿。

独活，土之精，能止风动血，引气拔毒，拔骨中毒，去皮湿气，又能与木蜡破石肿坚硬。

赤芍，火之精，能生血、止痛、去风。

木蜡，水之精，能生血、止痛、消肿、破风、散血。

白芷，金之精，能去风、生肌、止痛。

盖血生则不死，血动则流通，肌生则不烂，痛止则不掀作，风去则血自散，气破则硬可消，毒自散。五者交攻，病安有不愈乎？

——凡病有三证，治有三法，如病极热，则此方中可多加紫荆皮、木蜡，要炒用三味，亦能消散，但功稍迟耳。如病极冷，则此方中微加赤芍、独活，亦能活血而消散之，功亦稍迟而不坏病。

——疮势太甚，切不可用酒调，只可用葱泡汤调，乘热敷上，葱能散气故也。血得热则行，故热敷也。如病稍减，又须用热酒调敷，盖酒能生血，遇热则血愈生，酒又能行血，通温则血愈行矣。

——疮面有血泡成小疮，不可用木蜡，恐性粘，起药时生变，宜用四味先敷，后用木蜡盖在上面，覆过四围，以截取攻之血路。凡敷药皆须热敷，干时又以原汤湿透之，使药佐湿蒸而行，病自退矣。

——如用正方，四围面黑晕不退，疮口皆无血色者，因时医用冷药之过，不可便用玉龙膏，盖肌未死也，恐药力紧添痛苦耳。如此方中加玉桂、当归，以唤起死血，自然黑晕退见功效。血回即除加药，只以正方取效。如痛不止，可取酒化乳香、没药，于火上使烙热，将此乳没酒调药，热敷痛止。

——流注筋不伸者，可在此方中加乳香敷之，其性能伸筋故也。可用乳香没药酒，调冲和膏，止痛生筋神也。

——如疮口有赤肉突出者，其证有三：一是着水，二是受风，三是刀破。宜以此方少加南星以去风，用姜计酒调。其不消者，必是痛也，以手按之，脓刻大重，又以凉药凉了皮，以致如此。若投热药，则益糜烂，则又有口诀方法焉，用枯矾、朴硝二味为末敷之，以用硫黄掺之，内服荣卫对金饮子，外贴冲和膏。

——疮势若热盛者，未可就用凉药敷之，热甚则气壅会必多，太凉则退不微，反凝于凉，故宜温凉相平用之。血温则动，挟凉则散。可用此方，加洪宝丹各半，葱汤调敷为妙。

此方攻发背流注之第一方也，学者当通变妙用，表里相应，则病在掌握之中。但发背甚者，死生所系，惟此药攻最稳重，始终可恃，决无变坏。若发之轻者，草医亦能取效，然有变证流弊之患。此无他，发于阴，则非草医之治矣。岂如是剂，兼阴阳而并治，夺造化之神功哉！至于流注一病，虽则不能死人，而十有九为废疾。废疾流连，无亦随之，纵有医之能愈者，亦必半年周岁之后，方得其效速，万无失一，实有起死回生之效，非言所能尽述。

夫流注乃伤寒之流毒也，故有表未尽者，余毒容于经络，气血不匀，则为热流注。所谓医之能愈者，热也。热病少见，有表未散，不过气血衰者，余毒流入腠理，或流或密，为冷流注。所谓医之难愈者，冷也。冷病常多，故伤寒表未尽者，非特为热证而已。其余毒亦多为冷证，当原于肾虚，故作骨疽。冷则气愈滞，而血愈积，故能为肿，而不能为脓。

若时医投之以凉药，则所为冷其所冷，而阴死于阳，虽有坏

烂肉腐毒气着骨，而为骨疽，流为痰，故曰骨疽者，流注之败证
也。又曰骨痛非流注之罪，乃时医用凉药之过也。流者动也，注
者住也。气凉而滞，则血住而凝，气为阳，血为阴，阳动则阴
随，气远则血行。吾所以能流注于他处而散之者，取其动故也。
动则可移，阳既移而动矣，阴岂能独住而不随之者乎？是以独活
引之者，是其惟能动荡气血也。引之一动，则阴阳调和，不能为
脓，而散于所移之处，势必然矣。

——流在背膊腰腿紧要处，当用此方药，原敷患处，却单用
独活一味，水酒调热涂一路，尽处以玉龙膏引之，此移法也。使
血气趋向于他所，聚于无要紧处作脓或消之。若系成脓，则引不
下，急将此药拔之出毒气，免作骨疽之患。如时师用了凉药，犯
了针刀，使成膏痈，非药所愈。又待其碎骨出尽方愈。若怯用针
刀取之，则用玉龙膏。治法在后①，正骨出无治法矣，必于副骨出
乃安。

二胜膏

一方用白芷、紫荆皮二味，研末酒调，以内有初生痈肿，名
为二胜膏。

三胜膏

又一方用赤芍、木蜡、紫荆皮作箍药，名三胜膏。
一方治大人小儿，偶含刀在口，割断舌头，已重落而未断，

---

① 后：原脱，据文义补。

用鸡蛋壳内白衣，裹住舌头，用破血丹蜜调糖调舌根断处，却以蜜调和蜡，稀稠得所，调此正方，敷在鸡蛋壳衣上，取性软薄，能透药性故也。故在口溶散，频频调敷，三日舌接住方可去蛋衣，只用蜜蜡频频敷上几日全安。学者观此，则知通变治法，妙用不在师传之功，如无速效，以金疮掺散，治之尤妙。

——治疮肿未成脓，不可便用洪宝丹敷贴头上，恐为冷药一冰，血凝不消，不能成脓，及能烂肉，只用此方敷贴。若不消，欲其脓，却以玉龙膏贴痈头以燥之。次用此方在玉龙之下，四围用洪宝丹箍住，以截新潮之血。又若疮未甚冰于凉药者，玉龙之下，不必用此方，上以洪宝丹润之。

——救坏疮未见，可用玉龙膏，此方只用自然稳当，庶免患人苦痛耳。

——发流注，初未成者，单用紫荆皮末，酒调箍住，自然撮细不开，服药自然柞木饮子，是乃救贫之良剂也。

——此方加南星、草乌二味三分之二，热酒调敷，诸疮可以溃脓不痛。若单用玉龙，要在洪宝丹箍住，以当妙法。

——治猛犬咬伤，单用紫制皮研末，以片糖调涂，留口金丹退肿，以杏仁口中嚼食去毒。

——法治久损病，加南星、草乌二味，与此方各一半，热酒调敷至妙。

——治小儿软节，用此药即冲和，加干姜酒调敷。若初发只用此方，酒调敷，成脓而止。若初发之时，用紫荆皮、木蜡，研末调酒敷，可以必消，初不用洪宝丹。

——治熛疽心火热毒也，见于五心，痛不可忍，其状如泡疮，其血赤，外形虽小，内有热毒在心，腌者难治，在手足心者可疗。然治须早^①，稍迟或在心腌，则腐粉碎，神仙莫医。凡有此疾，在手心则用洪宝丹，于手心环敷之，以截其血，即用冲和膏，手心留口收功，在脚心则用洪宝丹，敷在脚颈交骨四围一二寸长，则用冲和膏于脚心。敷，留口收功。

回阳玉龙膏

草乌_{炒，二两}，干姜_{煨，二两}，南星_煨、白芷、赤芍_炒、肉桂各一两。

上共细末，用罐收贮，密封听用。

此方治阴发背冷流注、鼓槌风、久伤损痛、冷痹风湿，诸脚气，冷肿无红赤者，冷痛不肿者，足顽麻，妇人冷风血，诸阴证第一药也。用热酒调敷，用法详于后。

夫杂证虽见于皮肤手足之间，而用必本于五脏六腑，盖脏腑之血脉经络一身，昼夜运行，周而复始，一脏受病，必见于本脏，脉息所经之处，即阴分手足之属也。其为病有冷有热，热者易治，冷者难疗。

夫冷必由脏腑，元阳虚弱，然后风邪得以乘间而入，血气不匀，遂自经络而容于皮肤之间，脉息不得周流，遇湿冷所滞，愈冷则愈积而不散，复如庸医用凉剂，而内外交攻，则其为病鲜有不危者矣。学者当观其内外之为证，而察其内外之所属，表里相应，万无一失，此药用干姜、肉桂足以为热血生血。然既热

---

① 早：原作"但"，据文义改。

而不能散，又反为害，故有草乌、南星足以破恶气、祛风毒、活死肌、除骨痛、消结块、唤阳气。又有赤芍、白芷足以散滞，不愈，如法红灰之焰，回枯木之春，大抵病冷则肌肉阴烂，不知痛痒。其有痛者，又多附骨之痛，不除则寒根透髓，非寻常之药所能及。大能逐去阴毒，迎回阳气，住骨中之痛，且生肌肉，皮肤之病，从可知矣。但宜斟酌用之，不可太过。则为全愈矣。治法加减，疏举于下。

——发背发于阴，又为冷药所误，又或发于阳，而误于药冷，阳变为阴，满背黑烂，四围好肉上，用红宝丹把住中间，以此药敷之，一夜阳气回。黑者皆红，察其红活，即住此药。却以冲和膏收功。如不效作脓，又以南星、草乌，加于冲和一膏内用之。如阳已回，黑已红，惟有中间一点黑烂不能者，盖血已死，可用朴硝、明矾。又云白丁香、硇砂、乳香研末，以唾津调于黑红处，交处作一圈，上用冲和膏盖之。至明早起药，自然去黑肉。如刀割，却以药水洗之，掺以解毒生肌散，合口收功。

——凡流注阴证多附骨，内硬不消，骨寒而痛，筋缩不伸。若轻用刀针，并无脓血，止有乳汁清流。或有瘀血，宜用血药敷之。若稍缓止，以干姜、白芷、肉桂、草乌等分研末。热酒敷，骨寒除而痛止，则血温和而筋自伸，肉硬自消矣。然治流注，不可无木蜡，以其性能破积滞之气，消坚硬之肿最效妙也。又不可多，多则能解药性，盖欲症生于温药故也。

——治鼓槌风，起于中湿，或伤寒余毒，又或起于流注之坏证，又起于风湿虚脾。此证有三：一是两膝相搕，行步振掉，膝胫颈骨微肿；二是膝胫头颈骨交接处，大如椎腿股肉消皮缩里骨；三是上腿肿大，不服冷消，盖足膝属肝，经有风寒湿气，则血脉不流而作此，遂为膝寒所湿，凝流不动，下股之血脉有去而无返。是以愈瘦愈冷，而筋愈缩，上腿之血脉，有积而无散，是以愈肿愈热，而肉愈瘦。其原若起于流注，则肉凝者为烂，烂则冷毒附骨，附骨一出，神仙无术。未破则肌肉未死，急以此药调敷膝陀骨生腿处，以住骨痛，回阳气。又以冲①和膏涂下腿冷处，引其血脉，其气使流动而通贯血脉。又以此方药敷颈骨交处，以接所引之血脉，以散所积之阴气，内则用追风丸，倍加乳香以伸筋，如法治之，无不愈者。如欲出方，可用五积散加干姜、肉桂、白芷、当归，又加川乌、牛膝、槟榔或茶或酒调服。

——治男子妇人久患冷痹、血风、手足顽麻，或不能举动，可用绵布袋，夹药在中心，却以长线缠住，系住痛处，能除骨痛，附在肉觉皮肤蚁缘，即其效也。如痹可加丁皮、没药、吴茱萸、大川乌等分，然后全在追风丸里，内外交攻，去病如神。

——治风脚痛不可忍，内用追风丸，外用此方，加生面、姜汁，热调敷，欲得立止，可依法乳香、没药，化开酒调为妙，其效不能尽述。

——治久损入骨者，盖因坠跌仆伤折，不曾通血以致死血在所患之处，久则如肺之附，效苔藓之晕。且年少之血气温和，尤且不觉，至年老血衰，被风寒雨湿，其病发，宜用此方热酒调，内则瘦损寻痛丸，表里交攻为妙。虽然血气虚弱之人，病在胸胁腰背之间者，谓之脱垢不除，变为血结不愈，老少年远近岁，大

---

① 冲：原为"仲"，据文义改。

而遍身，小而一拳半肘，医之则一。此等乃根蒂之病，此非一剂可愈，磨以岁月，方可安然。未成劳者易，成劳者难也。

——治只用南星、草乌，少加肉桂，能去黑烂溃脓，谓之小玉龙膏，此法极大效。

——治石痈用此方，热酒调敷，外却用洪宝丹箍住四围，后待成脓破。

——治妇人生乳痈，多因小儿断乳之后，不能回化。又有妇人乳多孩儿饮少，积凝滞结，久为经候不调，逆行失道。又有邪气内郁而后结成痈肿，初发之时，切不宜用凉药敷之。盖乳者血化所成，不宜漏泄，遂结实肿核，其情性寒。若用冷药敷之，一冰，凝结不散，积久而外血不能化乳痈，方作热痛，蒸逼乳核而成肿，其苦异常，必烂尽而后已。故病乳痈者，既愈则失其乳矣，盖乳性最寒。又滞以凉剂，则阴烂宜也。然凉药亦未尝不用，用于既破之后则佳。若初发之时，宜于此方中加南星、姜汁酒两停调匀，热敷。欲急则用以草乌，此药性烈，能破恶块，遂^①寒热，遇冷即消，遇热即溃。如已成痈肿，则又从冲和膏依常法用之。或加草乌、南星二味，亦可破。后观其原，原于冷则用冲和膏收功，原于热则用洪宝丹生肌，且先用乳香、没药住痛以减其苦。至于服药，用瓜蒌散，随人虚实，参以通顺散，与十宣散相间服之。疮口服多为乳发，乳房坚硬者为乳石。正在乳嘴肿处为乳吹，在乳兜囊下为乳漏，以肉悬垂而血易漏故也，故为难治。一囊一口为乳痈，五十岁者老人无治法。外有老人乳疖，

---

① 遂：疑作"逐"。

又为可治。盖在垂囊肉上为痈，若近胸则为疖矣。

——宿痰血道痈肿无脓者，可用此药点头，病必旁出，再为住，不然则元阳虚耗，此为败证。如元阳虚耗败证者，急用全体玉龙膏敷之，拔出成脓，服药则服通顺散，加桔梗、当归、半夏、肉桂等药。若疮红活热骤，则归冲和膏为妙，切不可误用凉药。此方但能拔毒作脓，疮回即止，不可过药。若能参用陷脉神剂尤妙，出外科精要。

洪宝丹

天花粉三两，赤芍药二两，姜黄一两，白芷一两。

上研共为细末，茶、酒、汤使，随证热搽，诸般热证痈肿之毒，并治金疮之证。

盖此药一凉而已，能化血为水，又能使血瘀积，又能凉肌生肉，去死肌烂肉，及能破血退肿，又能消滞气为浮，能止痛又能为肿，闭肿①又能去出脓，一反一复。此方药性无差，遇凉效少，遇热效多，故非十分阳证，不可轻用，恐或凝寒，治疗费力。若夫金疮出血，非此方不能治之，乃第一品也。余外俱可为前二药之佐使，当审之。大抵此三药可合力同攻者，可独将专权者，可分司列职者，可合围②交攻者，可借缓求救者，可勇力相持者，可正兵先锋，奇兵取胜者，神圣工巧，端与兵法无异。然兵随印转，将逐令行，故立功取胜存乎其人，苟非明理变通之士，何足

---

① 肿：疑作"脓"。

② 围：原作"图"，据文义改。

言哉？用法于下。

——治疮势火热，可用热茶调敷，如证稍温，则用酒调。若用以撮脓，可用姜汁三分，此药七分。何也？此药最凉，能使血退，姜汁性热，能引血进，则被引，血潮被逐。进退相持，而后成脓作破，逼脓尽流也。

——凡疮口破处，肉硬不消者，疮口破风所袭也。此方中加独活以去风，用热酒搽。如不消，则毒风已深，肌肉结实。又加紫荆皮，有必消之理矣。

——此方莫善治金疮及诸热赤肿，断诸血根，不使焮赤。若痈不可轻用，恐贴处不散，食毒入内。在骨则成骨痈，在喉项则毒气聚喉，在胸背则阴烂脏腑，在腹肚则为内痈。杀人不救，可不慎哉。只以冲和膏、玉龙膏，依法详证，用之为妙。

——治年少血壮之人，及衰老血败之士，如有浅血无药可止，血尽人亡。若在手足，可用茶调敷，手足上下。又余远若在胸背腰腹，则全体敷之，把住血路，方能止也。却用断血药、五倍研末，方见后。或神效军中方，掺口方得安愈。

——治金疮重者，筋断脉绝，血尽人亡。如要断血须用绳或绢袋，缚住人手臂，即将此药从手臂上用茶调敷，住血路，然后用断血药掺口，却不可使内补，及四物汤等药。

——又能治呕吐，甚则口眼㖞邪，或发寒发热，或破血伤风，只用对金饮子加川芎、白芷、姜枣煎服自安，却徐徐补血。如或有破血伤风等证，又须用破伤药，即葛根汤之类，方见后。疮口用军中方，加九助鳖甲酥灸，研末。

——凡金疮有在头面上，血不止者，急用此方茶调。团围敷颈上截血，疮口边亦用此药，军中方掺口。重者六七日，轻者三日收功，立效验。

——凡金疮着水，肉番花者，可用韭菜汁调此药敷疮口两旁，以火微灸之，或用早禾稻竿烧烟熏之，疮口水出即愈。然后以军中方掺口至妙。

——治妇产后或经绝，血行逆上，心不能主血，或吐血、衄血，可用此药和井花水，调敷颈上，生艾捣汁调亦可。其血立止，然后服药以绝源，如血衄必有血泡，破之腹胀，可用线于舌根颈处缚住，勿除于颈项上截血，内服黄芩、荆芥凉心药，以收其原，舌上用蜜调结口之药，以治之。血泡除破，线血不胀矣。

凉心药

止吐血、鼻血。

当归、川芎、白芍、熟地、荆芥、黄芩、薄荷、朱砂各等分，水煎服，即四物汤加味。

——此方用药调涂热毒，恐才干才痛，赤肿不退，当用鸡蛋白调敷。诸热毒难干妙，汤火伤俱同用。

——治打破损伤在胸膈上者，药通血不下，可用绿豆水调此药末吞下，即吐而安。又有从高坠下，用通血药。不下数日，病人几死，必天时寒冷，服大黄等药，冰之，血凝片不行。或用热酒调干姜末饮之，片时血通。又得更生，借热性以治死血，则前药方能行矣。

黄矾丸

能解诸恶疮毒，初发及已成俱可服。

明矾四两，生，研末，黄蜡三两，溶化，雄黄一钱，研末。

上以腊熔化候八九冷，倾入药末内，众手搓为丸，如梧子大，每服十丸，或二十丸，米汤送下。如未破者即溃，已破者即合口。大能护膜救心，防毒内攻。

救贫良方

治发背痈疽已成、未成，服之大有取效。

干柞木叶四两，如无以金银花叶代之，干荷叶蒂、地榆、萱草根、甘草节各一两。

上切片，每服五钱，水二碗煎一碗，分作二次，早晚服，渣再煎服，有脓者自干，成脓者自消，戒食一切热毒之物。

瓜蒌散

治妇人乳痈。

瓜蒌根新旧俱可，切碎，姜汁炒，川椒二十粒，甘草三四寸，乳香五粒，皂角子大。

上用无灰老酒三碗，煎至一碗，去渣温服，其毒立散。未成者即破，已成脓出，俱不用手揸脓。

海上仙方

治内痈有脓，败血腥秽殊甚，至脐腹冷痛，此方摧败脓下血。

白芷_{一两}，白芍_{五钱}，蓖麻叶、黄蜀葵根_{各二两}。

上为末，蜡镕化和匀，为丸梧子大。每服三十丸，空心米饭饮送下，待脓出尽，又服十宣散补之。

一方，用猪膏煎鲫鱼食，能治肠痈。

又一方，用鳖甲烧存性为末。

真君妙贴散

验疮阴阳。

通明硫黄_{三两}，荞麦粉_{一两}。

上研末用井花水调稀，调得所。捏作饼子晒干，或焙干收之。如有恶疮，再研以井花水调敷。如痛敷之不痛，不痛敷之即痛。

追风丸

治男妇久患冷痹血气，手足顽麻，流注经络成鼓槌风，并治之。

沉香_{焙，五钱}，牛膝_{酒浸，炒}，当归_{焙，各三两}，薏苡仁_炒、白芷、川芎_{各一两}，羌活、防风_炒、川乌_{炮，一个}、赤芍、天麻_炒、草乌_{去芦炒黄}、肉桂、干姜_{炒，各三两}，丁皮、乳香_{去油}、没药_{去油}、木香各五钱，木瓜_{炒，三两}。

上为末，蜜丸梧子大，每服三十丸，酒送下。如[①]脚气，酒糊丸，酒送下。或末酒调亦可，戒食一切热毒之物。

---

① 如：原脱，据文义补。

搜损寻痛丸

治金刀伤骨肉，遍身疼痛，久损至骨。

乳香、没药_{去油}，各二钱，当归_{一两}，干姜_{五钱}，肉桂_{三钱}，薏苡仁_{炒，一两}。

如筋肥^①多加些，丁香、独活、草乌_{炒黄}、茴香_炒，各五钱，骨碎补_{炒，二两}，赤芍_{炒，五钱}，石楠藤_{炒，五钱，又云二两}，白芷_{五钱}。

上共为细末，蜜为丸，用生姜细嚼，温酒送下。或为末，姜汁调下亦可，浸酒服亦可。如折伤，则须用药，遍身顽麻，方可用药。接骨加草乌，一匕^②之多，热酒调服。量人老幼虚实，加减用之。如其麻不解，可用大豆浓煎汤饮解之。无豆，用淡豆豉煎汤饮之亦可，汤须要浓煎。如吐，加姜汁解之。

治去恶血肉溃滞脓

巴豆_{去壳，五钱}，寒食面二两。

上用水作饼子，以火烧黑，研末。量疮大小掺上。

索血散

治破血伤风，有潮热，面肿气喘是也。

干葛_{虚弱老人出血者，多去此味}，加川芎、黄芪、防风、赤芍、

---

① 肥：疑作"绝"。
② 匕：原作"七"，据文义改。

细辛、羌活、桔梗、甘草、肉桂、白芷各三钱。

上切片，姜葱水煎服。

葛根汤

治刀伤后，发寒热，并男妇疮流注初发，寒热红肿，以此发消。

葛根二两，升麻一两，甘草二钱，半夏、苏叶、白芷、丁皮、川芎、香附、陈皮各五钱。

上切片，每服二钱，姜水煎，空心服。

补血散

治刀刃伤出血过多，用此补之。

人参、当归、白芷、黄芪各五钱，砂仁、陈皮、丁香各二钱，枳壳、牛膝酒浸，各二钱，川芎一两，苍术炒、茴香炒、甘草、肉桂各一钱。若去血多，加倍用此味。

上切片，每服三钱，姜枣水煎，不拘时服。凡疮口要生肉者，须服此药，或服十宣散。

通血散

治肉伤无血，打扑遍身赤肿，大小便不通，可服。

大黄面包煨，三钱，当归酒焙，二钱。

上研末用苏木，枳壳煎汤调温服。如用酒①加童便，有潮热

---

① 酒：原脱，据文义补。

不用酒。如不通，用枳壳煎服引下。

鸡鸣散

亦治通血。

大黄_{生用，研末}，杏仁_{多去皮尖，炒}。

上共研末为末，煎白滚汤调服亦效。

熏洗药方

洗一切痈疽诸疮，及打扑伤损，骨断未破，或未断肿痛可用。

桑白皮_{杀伤为主}，乌药_{肿骨痛为主}，藿香叶_{臭烂多加之}，白芷_{一两}，赤芍_{二两}，荆芥，橘叶，柏树根_{即乌柏树蘁}，左缠藤_{即金银花藤}。

上切片，随证加减。每药一两，水一碗煎洗。如洗金疮，加荆芥、桑白皮。如臭烂，加藿香叶。如疮毒，加乌柏根皮，煎汤。用瓦盆装，候温斟洗。如伤损遍身重者，可于密无风处，用大火砖数块，以火烧红，逐块旋旋淬药，水气熏令热，得出汗为妙，一洗后用此。

麝香轻粉散

又名桃花散。能生肉合口止痛，往风一切，痈疽伤折。

乳香_{去油}，没药_{去油}，五倍子_焙，白芷_{去风，生肌}，赤芍_{散血止痛}，轻粉_{不可用}，黄丹_{飞过}，赤石脂_煅，麝香，槟榔_{止血}，海螵蛸

止血，生肌，当归酒洗焙，宣即 ①。

上研末，贮罐，密封干掺。

止血合口生肉，通变用法。滑石性缓，寒水石，石膏煅，性缓，番降香烧存性，雄黄佳臭，去烂，龙骨煅，性急，川山甲烧灰去水，百草霜，王不留行炒，止血，刘寄奴炒，金樱子，九里明止血，苎麻根烧存性。

上研末，加减用之。

住痛一黑散

亦能止血。

百草霜，苎麻根烧存性，番降香烧存性。

上研末可能挼口。

又一方用松皮烧存性为末，能治刀口杖痛痛止。

内托护心散

疔疮恶毒疮初起，宜速用此药。

乳香一两，真绿豆粉四两，一方用二两。

上为末，每服二三钱，煎甘草汤，或新汲水调下，先服数次护心，不为毒气攻心，病易治疗，切不可迟，同灸法宜早可也。

灸疮法

用蒜头捣成膏，涂疮四围，留疮顶，以艾炷灸之，以爆为

---

① 即：疑作"郎"。

度，如不爆稍难愈，宜多灸百余壮，无百余者。

内补散

专治痈疽，脓溃出多，内虚少力，不进饮食，如有阴证，恶毒并治。

人参、白茯、当归、黄芪、桂心、远志各五钱，芎劳、麦冬去心、白术、陈皮、熟地、五味子各一两，甘草五钱。

上切片，加姜三片，枣一枚，水一盏半，煎八分，温服。

内补黄芪散

治痈疽内虚不足，脓加不绝，四肢力乏，不进饮，久不好，必成内漏，宜速治之。

黄芪、附子、肉苁蓉、远志、麦冬、熟地、巴戟各一两，白茯、白芷、人参、石斛、甘草各三钱，五味子、山茱萸、菟丝子、当归、川芎、地榆各五钱。

上为末，用荆芥，煎服调服。

乳香散

治发背内溃，及气冲心，呕逆恶心，内攻危急等证。

乳香剉末，真绿豆粉如无，取绿豆退皮用。

上研末，每服一钱，新汲井水调，细细呷之。凡有恶毒痈疽，疔疮疖者，宜日进三服，使毒出外，不攻脏腑，要看经络。发背大疽自肩上连腰胁肿，气盛，其坚如石，极紫黑，以陈药敷之，中夜大呕，乃连进此药三四服，呕遂止。如疮溃出赤水淋漓，四十日而愈。

又方患瘰瘵者，疼痛辄呕，服此呕止，又用甘草煎汤，调服亦可。

沉香散

治诸发肿毒入腹，心烦胀满，不思饮食。又名五香一黄散。

沉香、木香、熏陆香、丁香、大黄各一两，麝香少许。

上切片，水一盏半，煎八分，去渣温服。

神效复元通气汤

治恶疮痈疔初发肿痛。

当归三两，生地五钱，甘草、黄芪、白芍、天花粉、金银花各一两，熟地五钱。

上切片，每服五钱，水一盏半，煎一盏，随证上下温服，可连进三服。

麦门冬饮

治妇人乳痈发背，赤肿疼痛，身热大烦渴不止，可服此为妙。

麦冬去心、黄芩各一两五钱，升麻、赤茯、赤芍、玄参、当归、甘草、知母、瓜蒌根各一两，生地。

上切片，每服四钱，加淡竹叶、灯心水煎温服。

木香散

治痈疽诸发气壅，大小便不通。

木香、大黄、黄芩、瓜蒌根_{又云土瓜根}、漏芦、甘草、朴硝、栀子仁_{各二钱}。

上切片，水煎温服，以利为度。

麒麟散

治痈疮生别后将好，行房用力劳动，努复血出不止。

血竭、槟榔、白及、黄连、黄柏、诃子_{各五钱}。

上研以鸡蛋调敷贴，用纸盖，药干即换。

黄芪散

治肺痈，心胸气壅，咳嗽脓血，肩背烦闷，小便赤黄，大便多湿^①，不进饮食。

黄芪、天冬、大黄、紫苏叶、赤茯、桑白皮、生地、熟地_{各一两}，杏仁、蒺藜_{炒去刺}、枳壳_{面炒}，各三钱，当归、甘草各五钱，加贝母、苡仁_炒。上切片，用姜三片，水煎服。

——治肺痈，胸中满闷，振寒脉数，咽干不渴，时出浊唾腥臭，久吐脓如粳米粥形。桔梗、贝母、巴豆_{去油}。上末炼蜜丸梧子大，强壮人服五丸，弱人服三丸，粥水下。如病在上膈，吐出；在下膈，痢出。如痢出不止，食次饭三四次，啖补即止。

---

① 湿：疑作"涩"。

肠痈证

治肠痈肚大，热微汗气小腹肿痛，小便涩似淋，或大便涩，难如刀刺痛。及背肺疼痛，肠中已成脓矣。或大便下脓者用之。

当归一两，微炒，甜瓜子一合，蛇蜕一尺长。

上每服四钱，水一盏半，煎一盏，食前服。如痢下恶物，为妙愈矣。

牡丹皮汤

治肠痈未成脓，腹中疼痛不可忍。

牡丹皮、木香、败酱、甜瓜子、大黄微炒、芒硝、赤芍药、桃仁各三两。

上切片，水煎服。

茯苓汤

治肠痈小便牵强，按之疼痛不利，时时有汗出，恶寒未成脓也。

赤茯苓，桃仁去皮尖，甜瓜子，大黄微微炒，牡丹皮，芒硝。

上切片。水煎服，三四日痊愈。

牛黄散

治肠痈已成者，可服。

牛黄一钱，血竭五分，大黄，牙硝，黑牵牛，牛蒡子，破故纸。

上为末，温酒调服，以利下脓血为度。

漏芦汤

凡患肠痈，共沃耳轮，交理甲错。初患腹中若疼痛，或绕脐肠痛，有疮如粟大，及热大小便下脓血，似赤白者，不治必死也。

漏芦_{三两}、黄芩、白及、麻黄、大黄_{上各三两}，枳壳、赤芍、甘草_{各二两}，若见热加大黄_{五两}，芒硝亦可。

上切片，每服四钱，水一盏煎七分，空心热服。

痈疽麻豆等痛甚

痈疽麻豆痛难担，粟壳七钱白芷三，甘草三钱乳香一，水煎温服谢金簪。

疥疮证升麻和气散

治疮疥发于四肢，痛痒不常，甚至憎寒壮热，脾①下湿痒并治。

升麻、干葛、桔梗、苍术、陈皮、白芷_{各一两}，枳壳、半夏、干姜、当归、茯苓、大黄_{煨，各五钱}，芍药_{七钱五分}。

上切片，每服四钱，姜三片，灯心十余茎，水一盏，煎八分服。

---

① 脾：疑作"肿"。

内补十宣散

治痈疽，未成自消，已成自溃，败脓自出，恶肉自去，不用针刀手挤。服之疼痛顿减，其效如神。

黄芪_{盐汤酒焙之}、人参、当归_{各四钱}，厚朴、桔梗、桂心、川芎、防风、白芷、甘草_{各七钱}。

上研末。每服五钱，热酒调下，不善酒，煎木香汤调下。

玉龙膏

敷贴救坏疮，冲和膏内加龙骨_煅、贝母、乳香_末、没药_末、芎䓖、白蜡。

雄黄丸

利大腑，去毒积。

郁金、雄黄_{各五钱}，大戟_{二两}，芒硝_{二两}，巴豆_{四十粒，去壳}。

上巴豆不去油，各研末和匀，面糊丸如绿豆大，每服八九丸，用巴豆半粒，擂冷水送下，或用白滚水放冷亦可。如去痰，用桑白皮、杏仁_{去皮尖}，水煎放冷，送下即利。

又方大戟一味，为末，每服三四钱，清冷茶调服即利。

泻下积方

巴豆_{去壳，不去油，用二十一粒}，木香，丁香，桃仁_{去皮}。

上末，面糊丸，绿豆大，服八九丸，煎滚水放冷送下。

《千金》曰：凡痈疽始发，或大痛大疖，或小疖，或大痛小痛，宜善察之，见有小异，即须大惊，忙急治之。及诸毒物戒莫食，恶肉畜生，并戒房事三月，谨慎固冷风劳损，待筋血半复，乃可任意矣。若不谨固，新肉易伤，伤重又溃，再发则祸至矣。慎之慎之！

——诸痈发开不住，可于四围中间，用铁筒拔毒膏，点散之。及点皮破则止，初发便散，生成有脓者，用此拔膏点破，令脓出。而出不尽，用药煮吸之，出其脓血恶毒水，即愈。

——凡肿根广一寸至三寸，疖也，三寸至五寸者，痈也，五寸至一尺者，疽也。一尺至三尺名为竟体，如豆大粒，名为疱子疽。发肿成脓，九眼皆出，若出尽，摘镊摘去腐肉脓根方愈。尽便敷生肌定痛药，看肉平满者，才用隔纸膏贴之。

经者云，气塞于经络中，气血俱湿，不行壅结为痈疽，不然热气所作，其为后成痈，乃言阳气凑集，寒化热甚，则肉腐为脓也。由人体有热，被寒冷搏之，而脉凝不行，热气壅结，成壅疽也。大按乃痛者，病深也，小按便痛者，病浅也。按之处不复者，无脓；按之处即复者，有脓。不复者，可消。若按之都牵强者，未有脓；按之半软者，有脓也。又手按上下者，无脓。若热甚有脓，急当破之，无脓但气肿。若有血，慎之慎之，不可针破也，以千金拔毒膏点散之。四围坚硬中软者，有脓也。有一遍软者，亦有脓。都坚者，此为恶核或有气也。都软者，此为恶瘤也。审其坚软虚实为要。若坚疽积久，后若更变热，倘有软处，切不可针破。软疽者，暖温裹衣置之耳。若针刺破，亦可疗之。

——凡痈疽有脓，勿忧其皮厚也，急宜破之。如是骨痈者，皮色不变色，急服消肿托里散，及走马散，敷拔毒散，敷出毒长以去血，不能脓者，即如出血及脓，皮肤用针，针入三四分深，如是脓出尽矣，则肉生，又用生肌药敷，次用膏药贴即愈。

——发于颈，名曰天疽，其状赤黑，不急速疗则气入渊液，前伤任脉，内蒸肝肺，十余日死矣。

——颈项前经名卫济宝书，耳后一寸三分致命之处，发之必死。故锐毒不治，锐毒者锐其毒也，名曰发颐。乃热气上蒸，连额而口者，穿喉立死之地，可不畏哉？

——发脑疽者，热气上攻于脑，出皮肤作头。初发如麦米四半，嫩赤肿，硬连于耳项，寒热化为疼痛，若不急疗，毒气入于血肉。血肉化烂为脓水，从头中而出，血气肉内竭，而必死矣。

——《外台》诸发于嗌中，名曰猛疽，不急治，则血为脓，不泻则塞于咽喉中而已矣。若半日血化为脓者，不食三日而巨。又云无食，阳气大发，消脑烁疽，其色不落，一作徐项，痛如针刺，心烦者死，不可不早治。又验其气之虚实，参详而疗之。

——发于胸者，曰井疽，其状如豆大，三四日起，不早治疗，入于腹内难治，十日即死。寒热不退，亦死矣。

——发于手足，名曰脱疽，其状赤黑，无水则死，难治。不赤黑有水可疗之，疗不急，斩之得活矣，不斩去亦死。《圣惠》曰：疮去，脓水出不尽而疮口早合虽好者，风毒未解，后发恶水速流，则变成痰矣。此言可谨记之。先急服追疗夺命汤立效。

化毒消肿托里散

专治痈疽发背，乳痈骨痛，一切恶疮，咽喉肿痛并治。

人参、赤茯、白术各六钱，栀子、荆芥穗各五钱，滑石、桔梗、金银花、当归_{各一两}，川芎、黄芪、赤芍、苍术、麻黄、大黄、黄芩、防风、甘草、薄荷、连翘、芒硝_{加砂仁，不用此味，或加瓜蒌}、牡蛎、贝母、木香。疔疮加脚莲、荷叶。便毒加车前子、淡竹叶、木通。疼痛加半夏、生姜。咽喉加大黄、栀子、灯心、淡竹叶。

上每服五钱，水一盅葱白一根，煎至七分热服，取汗出为度，服后泻利三五行为妙。如疮重，不过三五服即内消。第二贴不用大黄、芒硝，记之。

内托千金散

专治痈疽发背，乳痈诸毒疮疖，溃后可服，未成亦散，囊下悬痈可服。

人参、当归、黄芩、白芷、川芎、防风、官桂、桔梗、白芍、甘草、天花粉、金银花_{各等分}。痛甚，加当归、白芍、乳香、没药。如毒痈疮势猛大者，用药一两，水二大盅，入酒服之，不成自散，已成自溃。

上每服七钱，水二盅煎一盅，入酒半盅温服，每日连进二三服。服后疮口有黑血出者，及有汗出，此药之功效也。

秘传十六味流气散

专治痈疽发背，乳痈脚痛，诸恶毒疮疖，未成速散，已成速溃，败脓自出，服药后疼顿减，常有效验。

人参、当归_{酒浸}、官桂_{去皮}、川芎、白芷、防风、桔梗、甘草、厚朴、黄芪_{各三钱}。以上十味，托散后加六味，凑十六味，加南木香、大腹子、白芍、乌药、枳壳、紫苏。不退，加白茯、白术、熟地。不进食，加砂仁、香附。痛加乳香、没药。痛不穿，加皂刺。水不干，加贝母、知母。咳嗽，加杏仁、陈皮、半夏、生姜五片。大便闭塞，加大黄、朴硝。小便闭，加麦冬、车前子、木通、灯草。

上研末，每服六钱，或五钱，用酒调服，不善酒者，煎木香汤，或米汤，或切片，有水一盅半，葱白一根，煎至七分，入酒一盏，看其病之在于上下。服之无不功效。

盖此方，详其药味，皆发散风毒，调理血气，排脓主痛，生肌长肉等药，医士十全之功。如气不和，多用气药为主。血不和，多用血药为主。

凉血连翘败毒散

凡血热疮，皆可服。

连翘、柴胡、栀子、黄芩、大黄、朴硝、甘草、当归、白芍、生地各等分，薏仁、白芷、黄柏、苍术。

上切片，水一盅煎至七分，温服。三朝其血自凉，疮在上食远服，在下空心服。

拔毒散

敷一切恶疮，并脚疾。

赤芍、防风、白芷、内消^①、脚莲^②、荷叶、细辛_{各二两}、当归尾、僵蚕、蝉蜕、五加皮_{各二两}。一敷不退，再加此药敷贴，止痛消肿，散毒立散。南星、何首乌、五叶根、紫地丁、贝母、草乌、羌活、独活、芙蓉叶、赤芍根、野蕉根_{去皮骨}、五加皮。如欲速，加大蒜一个，同捣烂，毒气即出立消。

上切片，用生姜并前药渣，以醋同捣烂敷之。专治寒湿脚痛毒疮即散，妙方可用。

内固清心散

治八发疮，并治恶毒疮，热盛焮痛作烦渴，用此解毒神效。

辰砂、白茯、人参、白豆蔻、雄黄、绿豆粉、朴硝、甘草、麝香、冰片、皂角_{各等分}。

上研末，每服一钱，蜜汤调服。

铁筒拔毒膏

初发点破即消散，生成点破即穿。

石灰_{皂角同炒变色，去皂角}，糯米_{用南星、当归、赤芍同炒熟，去星、归、芍三味}，蜗牛，斑蝥虫。

上研末，用灰膏调点。

---

① 内消：紫荆皮，又名肉红，有活血通经，消肿解毒之功效。
② 脚莲：独脚莲，又名莲蓬草，有清热解毒，化痰散结，祛瘀消肿的功效。

法制灰水膏

石灰，桑柴灰，芝麻灰，皂角三四皮烧灰，柳柴灰。

上将各灰和匀。以疏箕盛之，用水淋滴在盘内，澄清放于锅内，慢火熬之，待水面上白霜起方住火。

以瓦罐贮，调煎药末。小小点之，三五次破，毒气即出。

解毒生肌定痛散

专敷痈疽发背，人面疮乳痈，外臁疮，刀枪伤，诸恶毒疮溃烂，俱可用敷累效。

黄连、木贼、防风各一两，黄柏、苦参各四两，羌活、独活各一两。

上切片，以大瓮用水煎炉甘石一斤，炭火煅通红。倾碎药汤内，以淬酥为度。如不酥再煅、再淬，必以酥为度。如酥漉起放地下，以瓮盆盖一日一夜，去火毒，取起晒干，研末贮罐听用。每炉甘石一斤，用石膏二斤，另研极细，拌匀后药。赤石脂煅红，黄丹炒，此二味同煎炉甘石、石膏，和匀贮罐。

南木香、血竭、降香节烧存性、乳香末、没药末、白芷、黄连、黄柏、白蔹各等分，龙骨煅，加朱砂、何首乌。有虫，加轻粉、苦参、红黄、百药煎。水不干，加海螵蛸去皮、无名异煅，又名自然铜、蓼叶烧灰。

上研极细末。罗过，与前药并匀贮罐，密封。如用敷，若疮中间干，以麻油调，不稠不稀敷。如湿则干掺之。

生肌散

掺诸般伤损创科第一。

黄丹、银朱_{各五钱}。二味和匀，水湿纸包，慢火煨干取出。乳香、没药、珍珠_{不见火}、血竭、白及_{各一钱}，冰片_{一分}。

上研细末，掺上立合口生肌。

隔纸膏

专敷背痈疽，外臁下注，一切恶疮癣。

黄连、何首乌_{去皮}、草乌_{去皮}、当归尾、白芷_{各五钱}，川乌_{去皮，二钱半}，麻油_{一斤四两}，浸此药一二夜方可熬。后下黄丹_{水飞过炒，夏用二两}，乳香、没药、血竭_{各五钱}。

上将油药文武火熬至黑色，滤去渣，取净油五两，用药油一处，仍将药油放回锅内熬。才放黄丹不停手搅，又见黑色已好。又下乳没、血竭，和匀略熬。滴水成珠，不散取起，倾入碗内，放在沉于水中。浸一日夜以去火毒，然后用油纸作袋，放膏药在中，贴患处即瘥，甚妙用。

治诸般肿毒敷上消散

黄柏、白及、草乌、南星、白芷、天花粉、石膏、郁金、甘草、贝母、大黄、木鳖子、角刺_{各等分}，加石灰尤妙。

上为末，用鸡蛋白调神效。

加味龙胆泻肝汤

治肝经湿热，或悬痈便毒，下疳囊痈，肿焮作痛，小便湿滞。妇人阴疮痒痛，男子阳茎挺肿，胀出脓水皆治。

胆草_{酒炒}、泽泻_{去毛，各一钱}，车前子_炒、木通、生地_{酒洗}、当归尾_{酒洗}、栀子_炒、黄芩、甘草_{各五分}。

上水煎服。

八发背

此证乃对心发，因火盛而热气会于生处，其毒愈壮盛走之。宜用疏道心火药以解，后可用解毒生肌散治之，则愈。

内固清心散。此证宜此方治之，最妙。

辰砂、白茯、人参、白豆蔻、雄黄、绿豆粉、朴硝、甘草、麝香、皂角刺_炒，各等分。

上共研末。每服一钱，蜜汤调服。

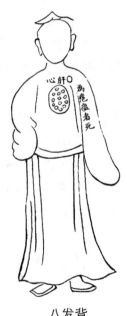

八发背

肚上九发

肺，募中；心，巨关；胃，中脘；脾，章门；大肠，天枢；肝，期门；肾，京门；三焦，丹田；小肠，关元。

此证发者，名为肺疽、心疽、肝疽、肾痈、脾疽、胃疽、大肠疽、三焦疽、小肠痈。

235

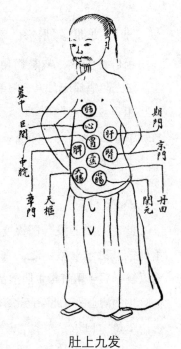

人验其人所募，依据此候，审定痈疽浅深，病从何脏腑发，先服何乳。上药又验其气虚实，穿溃出外者可治，发于内伤膜者，流脓大便出。心难治，须要参详而疗，不可轻造。

募中腑隐隐而痛者，乃肺疽也。上肉微起者，此乃肺痈也。

巨关隐隐而痛者，乃心疽也。如上肉微肿者，此乃心痈也。

期门隐隐而痛者，乃肝疽也。如上肉微肿者，此乃肝痈也。

章门隐隐而痛者，乃脾疽也。如上肉微肿者，此乃脾痈也。

中脘隐隐而痛者，乃胃疽也。如上肉微肿者，此乃胃痈也。

肚上九发

京门隐隐而痛者，乃肾疽也。如上肉微肿者，此乃肾痈也。

天枢隐隐而痛者，乃大肠疽也。如上肉微肿，乃大肠痈也。

丹田隐隐而痛者，乃三焦痈也。如上肉微肿，乃三焦痈也。

关元隐隐而痛者，乃小肠痈也。如上肉微肿，乃小肠痈也。

追疔夺命汤

凡痈初发，即服追疔夺命汤，能消散之。

羌活、独活、青皮多用、防风多用、黄连、赤芍、细辛、甘草节、蝉退、僵蚕、脚莲各等分，加荷叶、泽兰、金银花。有脓，加何首乌、白芷。要泻利，加青木香、大黄、栀子、牵牛。在脚，加木瓜。

上切片，每服五钱，水煎服。先将一贴，用泽兰叶一两，生姜十片，金银花一两，无花用叶，和匀擂烂，以酒旋热服。不善酒者，水煎服亦妙。然后用水酒各一盅半，生姜十片，煎至一盅温服，以汗出为度。如病退减后，加大黄二钱，煎热服。泻利一二次，以去余毒为妙。

散走流注发

此证俗语鳖影之证，殊不知医方即无此证，言鳖生子云云。背上不为鳖影之实，毒气乘风气而走是也。此证因风热而盛之，热极气则气自然而因气而走于四散。急宜疗风定热，则气自后而息。此药用之如用兵，速治。延缓流注于手足腿者，必死。

内胁痈

此证因受湿，并怒气饮热酒得之，而伤于内肾之间，流毒在肾俞[①]，速宜用药敷之，服药解内肾之毒。更用生

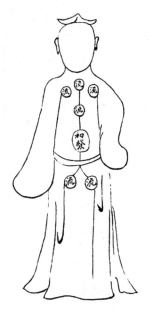

散走流注发

---

① 俞：原作"愈"，据文义改。

肌散，内外夹攻。如阴发伤肾膜者，则是难治。须切戒怒气及行
房，倘或有犯，决断不可，慎之。

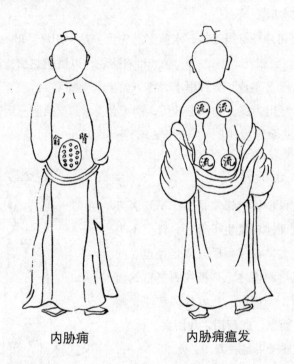

内胁痈　　　　　　　　　内胁痈瘟发

内胁痈瘟发

　　此证两胁下，生成痈疽，切戒不可服补阳之药。盖虚中而
得，此痈不宜用热药，如用热药，则虚热愈盛，而易伤于肾膜，
最谨记之。

忍冬酒

治胁痈。

忍冬藤五两，挶碎，忌铁器，大甘草一两，生用。

上二味，大砂罐内水二盅，文武火煎熬至一碗，再煎数沸，去渣，分作三次，一日一夜吃尽。如病重，一日一夜要服两剂。候大小肠通利，则药力到，若无生藤，干者亦可。取忍冬叶即金银花叶，研烂入白酒少许，调敷疽疮，四围留一口，泄其毒气甚妙。

左搭肩发

此证发于左搭肩骨上生者，以动之处可治，串于右搭肩者，必难治也。

鸡内金散

鸡肾黄衣及絮，以火焙干，研末，湿则干掺，干则用真麻油调搽。

文蛤散

凡诸疮不收口，悉皆治之。

文蛤火焙研末，用腊醋脚调匀，以鹅翎搽疮四围，即收愈。

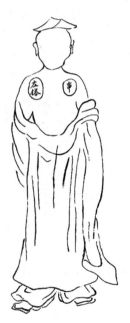

左搭肩发

右搭肩发

此疽发于右搭肩骨上生者，以动之处可治，惟安串于左者，必难治也。

用治左搭肩方治之。

胸前发

此证发于胸者，名曰井疽，其如白豆，三四日起，若不早治，迟则入于腹内，难治，十日即死。急服内固清心散，外发可治，内发伤膜，必死无疑。

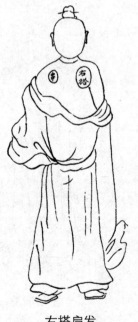

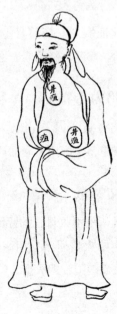

右搭肩发　　　　　　　　胸前发

莲子发

此证发于右脾中，恐其毒奔心，火速要服药散之。敷点药截住，不使其攻心。如在通背皆肿，不可攻之，消者可疗。诸疮痛痒，皆主于心，攻心主血，而行气之痛。诸疮皆有疬子敷散，就上可打针，三四针为妙，宜服此化毒消肿托理散。

蜂窠发背

此证头上发，最不易治，乃是反证，却要仔细用药，名为蜂窠发。全要服托里药，外要敷生肌定痛散。恐毒气攻心入膜，必难治疗，因心火未散故也，可不畏哉！

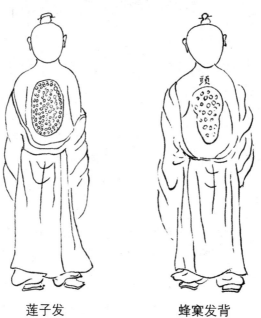

莲子发　　　　　　蜂窠发背

背发痈

此痈而头小者，四边散攻，乃系饮食所致也。而气与食相关合，因虚而乘之，气虚而散，所以开，日渐而渐阔之。急服内消药，亦宜补阳也。

——发背不疼痛，如见黑者，即阴发也，乃阴毒疮治之。治法用艾叶一斤、雄黄五钱、硫黄五钱，和匀水煎半日，候温和敷上，再煮别艾叶敷上，十余次。若疼痛，则可疗勿虑。如不痛，出血必死矣。

——治背痈初发，肿疼不禁。此方医士医清远大尹符遇做史传回。

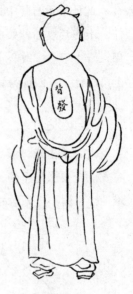

背发痈

用白盐一斤，加乳香、没药各一两，又用谷木纸，或连史纸四五层包紧。又用绵布一方，或软绢，外包扎成一球子。先用黄柏、荆芥、连翘、金银花各五钱，水煎三大碗。倾下，盘以前盐包，乘热放下，浸透，即时取起，不可浸久，恐内镕化，取起乘热熨痛处，熨间四围红肿，其疼即立止。上方万效。

又方盖青盐凉血，乳香止疼，没药散血，故用之。

青盐二两、乳香末五钱、没药末五钱，无青盐，白盐亦可。上三味和匀，用厚连史纸，或谷木纸，包裹六七层，又用梭布一方，或细缎绢一方俱可，包裹扎如球形。煮熟水浸，片时取起，擎水稍干，以手试，见太热即熨痛，四围红肿处，药到其痛立止。

上二方，初发红肿可用，若溃者不用，只用冲和膏。

——用冲和膏，看疮冷热阴阳而施。如红肿热乃阳证，用清热茶调涂。稍红白即阴证，用酒煮滚热极调涂。看疮冷热阴阳而施，不可热拘变通，治法万无一失。

——发背发于阴，又因冷药所误，又或发于阳，而误用于药。冷则阳变为阴，满背黑烂，四围好肉上，用洪宝丹把住中间，以回阳玉龙膏敷之。一夜阳气回，黑者皆红，察其红者活，勿用此药，只用冲和膏收功。不效欲作脓，又加以南星、草乌二味，研末和匀，与冲和膏敷之。如阳已回，黑已红，独中间一点黑烂，不能红者，盖血已死矣。方用朴硝、明矾，又云用白丁香、硇砂、乳香研末以津液调匀。点涂于黑红交处，作一圈，上用冲和膏盖之，至明早起药，自然去黑肉。或如刀割，却以药水洗之，掺以解毒生肌散，合水收功。

——疮痈口破肉硬不消者，因被风所袭也，用加以洪宝丹，再加以独活，能祛风以热调搭。如不消者，则风毒已深，肌肉结实。又加紫荆皮必消之矣。

——每日用老鸭煲汤食，取汤煮绿豆粉，食极妙。盖绿豆粉能消热清心火去毒，故用之。

——背痈溃烂，必服内托千金散方在后。

——未溃初发，宜服化毒消肿托里散。

背痈溃烂洗药

防风、白芷、赤芍、苦参、甘草节、荆芥、艾叶、金银花、苍耳、羌活、独活、荷叶蒂、当归尾、牙皂角、蜂房、葱白、茶渣各等分。

上切片，水煎洗熏，候温和以软绢洗之拭干。如疮湿，用解毒生肌定痛散，干用掺上。如疮干，用麻油调，硬贴上留口，一日一换。留口出毒水，已敷完药，上用金薄黑纸，盖以绢带，或布带扎紧，二三日一换，不要打动纸。

化毒消肿托里散，专治痈疽发背，初发宜用。

内托千金散，专治痈疽疮疖，溃后可服。

海上仙方，草药治背痈。

取蕉仔花有蕊未成仔的，取花不取仔，取来和酒糟捣烂，以芋叶包两包，慢火煨热敷上，如冷又取第二包敷上，又冷取第三包敷。若敷完三包，其痈痛止消散，宜服化毒消肿托里散。

海上仙方

治背痈，用极大薯苓一个，去皮磨烂，又用雄黄研末一两，甜酒糟半碗，和匀，以尖瓦芋叶包火煨敷患处。如久又换热的，敷三四次即消。

脾发背

此证因饮食而感其毒，在脾土^①之间，急宜服药。去皮^②土中之毒，内外夹攻之。然脾易作臭，速服药。初发用追疗夺命汤，能消内化毒，或消肿托里散，或内托千金散。外中敷解毒生肌定痛药，四围敷拔毒散，结果用生肌膏药贴之，必见效矣。

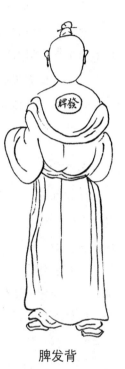

脾发背

拔毒散血膏

四围敷药，能拔毒散毒散血。

赤芍、防风、白芷、内消、脚莲、荷叶、细辛_{各二两}，归尾、僵蚕、蝉蜕、五加皮_{亦各二两}。如敷不退，再加此药即消。南星、何首乌、五叶根、紫地丁、芙蓉叶_{秋过不用}、贝母、赤芍根、草乌、羌活、独活、野葛根_{去骨用皮}、五加皮。如欲速散，加大蒜，毒气即出立消。

上为粗末，用生姜及醋捣烂敷之，热敷乃可。

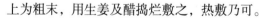

---

① 土：疑作"肚"。
② 皮：疑作"脾"。

立效乳痈方

乳痈红肿痛难禁，生地黄兼软黑参。为末朴硝生扁柏，水吞渣罨值千金。服内托升麻散。

又方，此方未成乳痈，或成穿溃，俱可服用。

欲治乳痈捷法良，紫苏一味胜他方，浓煎汤引频频服，苏叶为末合乳房。

论乳痈

不散积久而外血不能化乳痈，方作热痛，蒸逼乳核而成脓，其苦异常，必烂尽而后已。故病乳痈者，既愈则失其乳矣。盖乳性最寒，而又滞以凉剂，则阴烂宜也。然凉药又未尝不用，于既鼓①之后，用之为佳。如初发之时，宜以回阳玉龙膏内加南星、姜汁并酒两停，调匀热敷，即可内消。欲速则用以草乌，此药性烈，能破恶块，逐寒热，遇冷即消，遇热即溃。如已成痈肿，则又从冲和膏，依尝法用之，或加以草乌、南星，亦可破。后观其原于冷，则用冲和膏收功；原于热，则用洪宝丹生肌，且先用乳香、没药住痛，以减其苦。至于服药，则用瓜蒌散，随人虚实，参之以通顺散、十宣相间服之。若疮口眼多，为乳发；乳房坚硬者，为乳石；在乳嘴处肿，为乳吹；在乳兜囊下，为乳漏，以向②悬垂而血易满故也，故为难治。一囊一口为乳痈，五十岁老

---

① 鼓：疑作"破"。
② 向：疑作"肉"。

人无治法。外有老人乳疖，又为可治，盖在垂囊肉上为痈，若近胸则为疖矣。

回阳玉龙膏

性热。

草乌_{二两，炒}，南星_{一两，煨}，干姜_{二两，煨}，白芷_{一两，不见火}，赤芍_{一两，炒}，肉桂_{一两，不见火}。

上研末，用热酒调搽。此方治阴发背，冷流注，鼓槌风，久损疼，冷痹①，风湿，诸脚气冷肿无红者，冷痛不肿，足顽麻，妇人冷风血，诸阴证之第一药也。

瓜蒌②散

治乳痈。

瓜蒌_{不拘新旧俱可，切碎和姜炒}，川椒_{二十粒}，甘草_{三四寸长}，乳香_{五粒，皂子大}。

上用无灰老酒三茶盅，煎至一盅，去渣温服，其毒立散。未成者即散，已成脓出，皆不用乎。

十六味流气饮

治乳痈、乳岩、乳核。

当归、川芎、白芍、黄芪、人乳、官桂、厚朴、桔梗、枳

---

① 痹：原作"脾"，据文义改。

② 蒌：原作"羌"，据文义改。

壳、乌药、木香、槟榔、紫苏、甘草、青皮。上水煎服。

草药

治验包贴，立散其痈红肿，热极方可用此凉药。

瑞香花叶、白矾。

上捣烂和泥，敷则立消。

草药秘方

名为一罗三叶散，亦能治腿痈。

锦地罗、瑞香花叶、狗牙花叶、指甲花叶。

上捣烂，如肿热赤红者，冻贴不在煨。

有一种奶生核如棋子，时时发痛，一年始毙，最难治也。先用鹿角灰，次贴木鳖子膏。

鹿角散

治奶核。

鹿角一寸长，烧灰存性。

上研末调黄酒服，随量服。

木鳖子膏

木鳖子去壳，研末，头发皂角煎水，洗净，烧存性，牛皮胶，牡蛎粉即蚝壳灰，研。

上先将牛皮胶熔化，以投木鳖子末、发灰、蛎粉三味，和匀，用软薄牛皮摊贴。如见干，再以水煮润贴。两三时辰即散，仍服十六味流气饮，方在前篇。

内托升麻散

连翘、升麻、葛根、牛蒡子、黄芪、当归、黄柏、甘草_炒，少俱等分。

上水一盅，煎八分，半饥温服。

治妇人乳有核，名奶石榴，速治，不医至一二年发生穿，即死。

南星、贝母、甘草节、瓜蒌根_{各一两}，连翘_{五钱}。

上水煎入酒，先服。

又方，人参、黄芪、川芎、当归、青皮、连翘、瓜蒌根、白芍、甘草节。乳岩小破，服柴胡、川芎。

治乳栗破，少有主必大补，即名奶石榴。

人参、黄芪、白术、川芎、连翘、白芍、甘草节。

上水煎，食后服。

内托千金散

可服已成未成，未成服之即散，已成服之即溃脓，方后。

拔毒散血膏

亦堪用，上俱治验多。

心疽成漏

此证发者名为心疽。若上肉微肿，又名为心痈、反胃痈也，宜服内固清心散。又验其气之虚实，穿溃出于外者可治。发于内伤膜，脓在大便出，必难治也。须要参详而疗之，不可轻造。若疮成已溃、未溃，俱可服内托千金散，欲其速溃，败脓自出。如不医治，及穿久而不理口，决成漏证。心前有一孔，常出血水及清水，谓之心漏也，书不载，人多不知。若日久漏冷，宜用大附子切钱厚，安于漏孔上。艾灸不计数，灸至热入心方住灸。又服鹿茸丸，掺药用生肌散，调治。

内固清心散

治心疽心痈，起初在心头，可服解毒。

辰砂、白茯、人参、白豆蔻、红黄、绿豆粉、朴硝、甘草、冰片少些、麝香少些、皂角各等分。

上研末，每服一钱，蜜汤调服。

内托千金散

治心疽心痈，已成、未成俱散。

疼甚，加当归、白芍、乳香、没药。若毒疮势猛大者，用药一两，水二大盅，入酒半盅，煎至一盅，温服，不成自散，已成即溃。每日连进二三服，服后疮口有黑血出，及有汗出者，此药之功效也。

解毒生肌定痛散

治痈疽、毒疮、漏证。

药水淬甜末—两即阳丹，石膏二两，血竭，降香节烧，存性，赤石脂煅红，五钱，黄丹炒、南木香、乳香末、没药末、白芷、黄连、黄柏、白蔹、龙骨煅，各等分，五钱，加朱砂、何首乌。有虫，加轻粉、苦参、红黄、百药乌。水不干加海螵蛸去皮，即墨鱼骨、无名异又名自然铜、蓼叶烧存性。

上研末和匀，再研罗过，贮罐，如用敷中间。若疮干，以麻油调，不稠不稀，敷上。如湿则干掺。

鹿茸丸

治心漏，屡轻验。

嫩鹿茸即鹿角，初出二三寸，有毛有血者佳，去毛炙酥微黄，大附子炮去皮，脐心黄热者可用，盐花各等分。

上三味，共研细末罗过，枣肉为丸，梧子大，每服三十丸。空心暖酒送下。

制附子用慢慢火炮煨热，切开心，文武火，黄可用，去皮脐。
又方[1]丹溪制，用童便煮熟，用以去附子毒。

苦参丸

治木绵疮。

---

① 方：原本无，据文义补。

苦参轻粉入红黄，乳没朱砂拌麝香，蛇肉僵蚕蝉蜕壳，糊丸服扫木绵疮。

绵花疮发

此证因嫖妓妇，原妇有此病，服药而与其乘兴交感，精气相通，致生此证。可速治也，不治日久，成于疬风，可不畏哉！樊妓云：乘醉乐阳台，木棉花正开，痄疮又未了，便毒后头来。

木棉疔一证，脉多急数，未见面，脉即沉数；见面，脉即浮数。凡处少年，当保重身体可也。又云，有一种医者，不知妄投轻粉丸散，甚累终身之苦。先儒有言，贪乐目前之趣，酿成岁后之忧，可不慎哉！

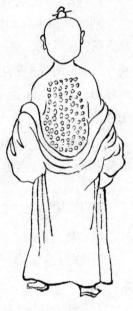

绵花疮发

经验方

擦五心治木棉花疔，二者不服药瘥愈。

水银一两，轻粉二分，银砂三分，雄黄三钱，枫子肉五分，乳香去油、没药去油、番把马烧灰，各五钱，丁泥六厘，胆矾八分，黄柏三分，人言一分，蒌叶九片，加大黄。一方加铜绿、槐花、大黄各三钱。

上研细末和匀，用麻油调不稀不稠，擦背心、手掌心、脚掌心，并手十指、脚十指，并擦热为度，而毒随大小便出。依正方，只加大黄可也。屡验不及细载。

解擦药方

名四枝一叶汤，洗身去其毒。

桃、柳、槐、桑四枝，香橼叶各等分。

上煎水，遍身洗浴过，如无各枝，又用黄柏煮水洗亦可。又用乌丁泥，煎水作茶食以解之，至妙至妙。

服药萆薢汤

轻用三服，重用五服，至七服。

川萆薢一两，干的，如本土湿的用二两，每用水四大茶盅，煎至二盅，入后药和匀，再煎至一盅，服之。

黄芩、黄柏、黄连、苡仁各七分，防风、羌活、甘草、白茯各五分，连翘、金银花、龙胆草、大黄各一钱，栀子、荆芥各八分，白芍。

上用前萆薢汤，二盅同煎，一盅或八分温服。萆薢渣用水二盅，煎至一盅，和此药渣同煎至半盅温服。

连翘败毒散

服之以泻去热毒，免日后筋骨疼痛。初服用大黄、朴硝，次服不用。

连翘、防风、黄芩、黄连、黄柏、木通、白鲜皮、苡仁、皂刺、金银花、枳壳、荆芥、天花粉、赤芍、薯苓各等分，大黄二钱、朴硝一钱，二味迟下。

上切片，每服五钱，水一盏半，煎至一盏，倾回罐内。下大黄再煎二三滚，取起倾下茶盏内。又下朴硝化，以纱绢滤去渣，温服，下利三次，去其热毒，食白粥补之，次服去大黄、朴硝，加木绵花。误服轻粉毒，瘫痪筋骨，疼痛不能动履，服此除根。

加味遗粮汤

冷饭头又名草薢，湿者二两，干者一两、防风、木瓜、木通、白鲜皮、薏苡仁、金银花各五钱，皂荚子四钱。如虚弱，加人参、当归各七钱。

上水二茶盏，煎至一盏，空心服，午前一服，午后一服，两次渣共煎一服，病浅十余日，而病深服四十服，全愈。戒食牛羊、鸡鹅、鱼鳖、烧酒、房色。

医好木绵花疔疮而筋骨疼痛妙方

罂粟壳去筋膜、桑寄生、汉防已各二钱，乳香一钱，没药一钱，薏苡仁二钱半，石斛、归身酒洗、皂刺炒，各二钱，丁皮一钱半。

上末每服一钱，半煎花椒汤调服。

轻粉毒肿疼证

绿槐汤治轻粉毒，流注肿疼，不问四肢，俱可服此剂。

绿豆、黑豆、槐角、金银花、甘草、白芷、归尾、苡仁、乳香、没药各等分。

上水酒各一盏，煎八分服。如坠下，加牛膝、木瓜。治轻粉毒，效验如神。

防风五钱，荆芥酒洗、羌活酒洗、僵蚕炒、归尾、蛇蜕酒洗，各四钱，白牵牛、金银花、黑牵牛各一两，川乌制、草乌煨，各七钱，皂刺、滑石、牛膝、紫苏各五钱，厚朴、苡仁各四钱，穿山甲、肉桂、甘草、薄荷、槐花各六钱，地骨皮、石膏各八钱，乌梅一两。

上切片，作十帖。每帖加冷饭头一两，葱白三根，水二盅，煎一盅。入黄酒一盏，和匀温服，立效。木绵疔并木绵花俱妙。

夏枯草汤

不用灯照擦手，服药至七服，而疔干脱靥，十服全愈。

夏枯草四两，黄芪二两，甘草二两，生用。

上切片作十服，水煎服，七日疮干脱靥，留一服，尾后加冷饭头半斤，生猪肚膏二两，甜酒二碗，共四碗，文武火熬至二碗，空心温服。此木绵疔方，不在搽药，不用灯照，如用搽处服更妙，此人做亡八与我知己，故传万效。

治小儿边鼻下赤烂

黄丹炒赤色、绿豆研粉、枯矾各一钱，研末掺上即愈。

秘方解除轻粉坠毒

医书少载。马蹄草汤治男妇染木绵疔，误服轻粉药而色上成孕，累其子女。生下头身肿烂即死，过一二日而死。良可痛惜也。有孕无孕，俱宜预服解除，以保儿女之命。

马蹄草洗净，二三两，生用，即无公根，如马蹄形，皂角刺五钱，汉防己一两，土茯苓四两，苡仁一两，生猪肚油四两，如无，肥肉代之。

上切片，作一剂，用白酒二壶，以无灰者佳，和前药入大瓦罐内，以冬叶蒙罐口，勿令泄气，以锅水熬半日久，取出，埋一日去火毒。如坠上食后服，坠下空心服。

掺见头身损烂极掺搽妙方

水粉、乳香制研末、没药制研末，各三分，珍珠末、白蜡刮末，二钱，枯矾五分。

上研末和匀，生儿下地抱起，裙包即掺上，止疼结痂。

人参胡连散

次日可用，搽五心处。

人参五分，黄连末五分，胆矾二钱，生白矾二钱，麝香一分，冰片一分，水银二钱，蒌根同研即碎，朱砂五分，红黄五分。研末和匀，用清油调搽五心处，前后心、左右手心、左右脚心、头顶心。如儿生下地，动能吸乳者，可治，不动吸，难治。

又方，九里明即照离光，洗净，用捣烂渣汁，煮膏、鸡蛋壳、珍珠末、白甜石、乳香、没药、丁泥。上研末和匀，用猪肝汁调搽五心。此病五六胎，俱不能食药，解毒方免。

解除轻粉毒

真正川椒，择取开口，不用合口，并去椒目。枝梗煎去桠髻净取，一两。又用倭铅二两，以小铜锅熔炒成灰样，取起，候将冷倾下椒，和铅炒。如见铅灰冷，加些火慢慢炒，以手拭川椒热，即忙取起。勿令椒墨过度，不可如是又熔旧铅灰，又将椒眼照前炒三次，收起贮磁罐听用。

上每服五十粒，至七十粒，煎草薢汤送下，川草薢佳，本土冷饭头，随大便出。下看大便有椒，将水泡洗。椒内有铅浮潺，即有轻粉在内。下盖清粉在于肠脏间，而铅气入于川椒内，一见轻粉而椒铅夹于轻粉重而跌脱随大便而出，故也。盖轻粉乃水银制之，铅见水银即走埋，即一理也。是以能除轻粉之毒，免其子女头身损烂。服完川椒，迟三五日，而又服马蹄汤一缸。如手足生白皮裂痕，又用蟾蜍散末搽之。

照法调治，活人万千，百发百中，效不尽述，实乃阴德之济世也。至宝至宝，医书不见有刊，故录以嘱子孙，谨藏传于后代也。

蟾蜍散

治轻粉坠毒，手足生白皮裂痕。

黄皮蟾蜍一个，剥取肠脏一副，用黄泥包裹，以火煅通红取出，候冷去泥，将肠脏灰研末，入珍珠五厘、麝香五厘、青矾三厘，煅。

上研末和匀，用真麻油调擦，七日平复。戒食生鸡、鲤鱼诸毒发物。

枫子膏

治轻粉坠毒，烂流脓水，臭不可当。

枫子_{去壳，净肉四两}，轻粉_{一钱}，蓖麻子_{二两，去壳净肉}，炉甘石_{童便，煅碎，一两五钱}，绿豆粉_{二两}，川椒_{研末，五钱}。予意，加阿魏_{二钱，止臭}。

上捣烂，以清水调为膏。先取九里明、花椒叶、葱白煮水，候温和，洗去脓水，以绢拭干。次用此膏放疮上，用油纸盖之，以带扎缚，三日一换，敷贴三五次，即愈。其余剩药渣，煮汤温洗，后敷贴药。

甜石散

治轻粉坠烂不结痂。

白甜石_{三五片，以火煅通红，淬童便七次}，粉草末、乳香末、没药末。

上共为细末。又云甜石粉_{三钱}，加蜜炙。黄柏皮研末_{五分}，一恶水多者，加海螵蛸_{五六分}，无水不加。先用花椒叶煎水熏洗过，以绢拭干，后掺此药，以油纸盖扎缚，使肉生平，倘有未结，再用此药敷之。依前扎实，如见肉平，用西边老松皮晒干，研末掺埋口，结痂自落。

便毒发

此证因嫖娼，有此传染过，及酒醉行房，热气相冲致此。起初如桃核

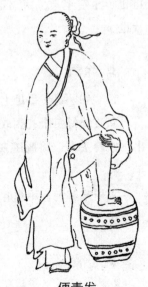

便毒发

大，渐渐肿大，如蠄蜂。疼苦难当，初发可速服药，可以内消，久则成脓难治矣。此证或阳物先生，下疳以后成便毒者，此木绵疔疮之祖也。可不畏哉！作速治之。治便毒四五日，痛苦脚曲难行，服下脚即能伸直。累验累验。

晋矾散

晋矾九钱，明如珠者，朱砂一钱，如无，黄丹亦可。

上研末和匀，清心暖热，无灰酒调服，如见肚闷欲呕，以腌梅酸味止之，停一时辰久，方可吐之。吐极辛苦黄柏俱吐出毒气，然后食粥汤补，即伸直，痛即止，能行，又服连翘败毒散，又用火针一针，不针亦可，才有牛皮胶膏贴之，三五日即消散，其效如神。

败毒散

当归尾、大黄各五钱，白芷、防风、羌活、甘草、蜂房、连翘、金银花各一两，川山甲生用，二两。

上切片，每服五钱，水一盏半，煎一盏，入酒一盏和服。如疼甚，加乳香、没药。如未穿痛，加皂刺、血竭。

外敷化毒拔毒散血膏

贴便毒妙方。

赤芍、防风、白芷、内消、脚莲、荷叶、细辛、归尾、僵蚕、蝉腿、五加皮各二钱，木鳖子去壳、天南星、草乌、蒜头一个。

上先用葱煨热，熨三四次，后用淡醋，和前药捣烂敷贴，如干又换。

内消通利药

治便毒内消，下利脓血验方。

黑牵牛、红黄、川楝子、大黄、甘草、枳壳、天花粉、贝母。

上研末，每服二钱，空心酒调下。如穿溃，服内托千金散。此方亦可治漏疮，补气血之剂，是千金散也，一溃脓尽。中用解毒生肌定痛散，四围用冲和膏，又上用膏药贴盖，免风入，如不埋口，用白及口嚼烂，贴即合口妙。

牛皮胶膏

敷上止痛，立消治便毒。

取牛皮胶不拘多少，老姜四两，捣烂取汁，和胶镕化，入百草霜二三钱取起，用薄软皮摊，乘热贴之。如冻见紧痛，或不痛，用铁刀火烧熨皮上，即不痛。待疮消散方除，累验累验。

便毒埋口方

取黑鲩鱼膏，鱼肥肠中有膏，破开不见水，取膏塞入便毒口内，上用膏药贴盖，三五日，即合口如旧，效之。

附木绵疔方

不在擦手，至七服而干脱，十贴可能全愈。

夏枯草四两，黄芪二两。

上切片作十服，水煎尾后一服。用冷饭头半斤，生猪肚膏二两，清水二碗，共四碗，空心温服。

下疳疮

此证因嫖妓色上染者，其茎肿大出水疼痛，其行路因得而损，乃湿热证也。治法有二，不可一概而施。

银片膏

下疳初发，肿大敷上立消。

银砂一钱，冰片一分，藤黄五分，丁泥三分，无亦可。

上各研末和匀，用生猪膏去膜，砍烂，麻布绞汁，和前药末如膏药，敷在患处，以绢扎实勿动。次日即消除去旧药，煎桑白皮、花椒叶、五倍子、白矾、连地稔、九里明，汤洗拭干，如肿再敷，不肿方愈。

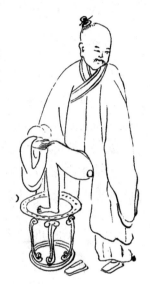

下疳疮

樊妓方

治色上下疳疮。

冰片、轻粉火煅，不可过度、麝香各五厘。

上先将糯米泔水洗净，以软绢拭干，次掺此药。

又秘验方。炉甘石，火煅红，淬黄连水以酥为度，取起晒干研末一钱，丁泥稍煅，二分，轻粉一分，有蕊起加海螵蛸一分。

上研末和匀。如疮湿干掺，上干则用九里明，捣烂汁，蒸膏调搽。自出方意，详用阳丹，入珍珠、冰片、麝香、枯矾、丁泥、乳香、没药，研末至妙。

下疳疮秘方

水粉真杭州者佳，用三四分大一块，放红火炭上煅，稍见红色，即去出，不可过度，粉心未及过线可也，丁泥打开见润油黑者佳，用三四分大一块，放红火炭上煅，稍见红即去出，不可过度。

初次下煅粉三分，煅泥二分；二次下煅粉七分，煅泥三分。

上研末掺上，立瘥。先用桑白皮、花椒叶、五倍子、白矾、九里明、连地稔，各小束，煎水洗净拭干，方掺药。

治湿热疳疮因行路而得

可用黄柏磁器刮末研，五分，蛤粉生用，研末五分。

上和匀掺上。盖黄柏去热，蛤粉燥湿故也。

又方，用真三七，口嚼烂贴，或研末掺上，俱可。屡验之矣。

治下疳有蕊出久不愈

墨鱼骨、轻粉各用五分。

上研末掺上。盖墨鱼骨消痒蕊，而轻粉杀虫故也。凡治下疳，必用淘鹅油搽，过后掺药不胀烈。

下疳极效方

白蜡五分，冰片一分，麝香一分，雄黄一分半，鸡内金一分半。如重，加轻粉。

上用真麻油煎滚倾下瓶，先入白蜡镕化，次投各药和匀，不稀不稠，搽贴以纸盖之。

治三角虱验

白果肉，口嚼烂，入水银和匀。用剃刀剃去阴毛，擦贴即愈。

又方，用剃刀剃去阴毛，两日剃一次，自然剃死其虱后用三籁口嚼，胡椒末，硫黄末，用三籁和匀，擦贴最妙，如神。

郑氏除轻粉毒验方

珍珠二分，琥珀五分，海金沙一钱。中岳方，加麝香一分。

上研为末，每日服二分，煎冷饭汤，调服。

下疳服药累验方

龙胆草四钱，甘草三钱，车前子、木通、连翘、栀子炒，各二钱半，滑石四钱，大黄三钱。

上切片作四贴，水煎服，后去大黄，加川芎、黄柏盐水炒。

熏洗下疳疮方

马鞭草、九里明、布里强各等分，白矾九分。

上水煎，在无风处，先熏后洗。

解烧轻粉毒

治男妇烧轻粉药于被中熏，致遍身皮塌，脓水淋漓，不能起坐，用此药极妙。

滑石、绿豆粉、黄柏各二两。忌食茶。

上共细末，铺掺席上，令其睡卧，掺于身上亦可。服药用金银花、甘草，水煎服，以解之。后服萆薢汤一两，水二盅，煎盅半温服，萆薢即冷饭头。

解矾石毒

治烧矾石，熏疥致阴囊肿损，黄水痒流，痛不可当。

蛇床子五钱，白矾、五倍、黄柏、防风、荆芥、连翘、甘草、葱白五枝，水煎洗之，后用掺药。

掺药，累验神效。

蚌粉一钱，轻粉二分，五倍五分，黑鱼膏五分。

上共研末掺上，立愈。

治阴囊肿痒

鸡蛋白、红黄，研末和匀，掺上即愈。

治鱼口便毒不收口

红花未开者佳、猪膏、蜜糖，共捣烂贴上，即生肌收口。

治干湿癣

文蛤、白矾研末，麻油调成膏，贴立效。

又方用抱篱薤，晒干研末，用生鸡蛋点药，擦猪油亦可，立效。

海藻_洗、龙草草、海粉、通草、贝母_{各五分}，晋矾_枯、昆布、松罗_{各二钱}，麦芽、半夏_{各一钱}。

上研末，每服二钱，酒调下。忌甘草，戒食鸡鱼五辛、生冷热毒之物。

连翘败毒散

治发颐，初肿可服。

连翘_上、羌活_中、独活_中、防风_中、荆芥_中、柴胡_中、升麻_下、桔梗_中、川芎_中、牛蒡子_中、甘草节_下、归尾_中、红花_下、苏木_下、天花粉_中、瓜蒌仁_中，加半夏_{曲茅意}。

上水一盅，酒一盅，煎至一盅，徐徐温服。未消，加川山甲_{蛤粉炒一钱}。肿至面，加白芷_{一钱}、漏芦_{五分}。大便燥实，加大黄_{酒浸二钱半}，壮者倍用。凡内有热或作寒热交作，宜倍用柴胡、黄芩。

敷贴消肿散

发颐先起可敷，如疮热极红肿，可用皮冷淡红。

大黄、南星、黄柏、芙蓉叶、赤小豆、五倍子，或加白芷_{各等分}。

上用淡醋和匀，捣烂敷上，如干又换。以消为度，即瘥。若用此药敷不散，只宜用冲和膏，初发用更妙。

内托消毒饮

发颐有脓不通可服，已破未破，服之自然。

人参、黄芪、白芷、当归、川芎、防风、桔梗、连翘、升麻、柴胡、甘草节、金银花。

上水一盏，煎至八分温服，兼服苏合丸，最妙。

如烂用解毒生肌散敷，四围用冲和膏贴。如红用茶调，不红用酒调。如红肿，外用红宝丹截住，内敷冲和膏，中用生肌散，上用膏药贴，七八日而痊，依法调理，如不愈，则其天年也。

发痎疮有脓不可通，已穿未穿，俱可服。

乳香止痛散

治疮肿疼痛不止。

罂粟壳制六两，白芷三两，甘草节、陈皮各二两，乳香、没药各一两，丁香五钱。

上切片，每服五钱，水一盏半，煎八分温服。

肾俞双发及脾痈

此证下肾双发，因饮酒食热行房，及怒气并受而得也。阳于外可治，阴发内伤于肾膜脓稀者，为虚难治，必死。凡脾痈发于左膊之间，初发可治。用灯火爆破，后服追疔夺命汤，以出汗即散。如胸发初起，见形即服矾黄丸，十丸或廿丸，米汤送下，次服内固清心散，内加黄连泻心火。盖黄丸能救护心膜，防毒攻心，是以先服。外敷用冲和膏，休①冷如溃烂，用解毒生肌定痛散。

臀疽血风疮

此证发者，臀上生痛疮，如近大小便处，难治之证。若生于实处，可治。凡男妇脚生风血疮，难变何也。下流上生疮难，初宜服荣卫返魂汤。如溃烂，可用内托千金散。每服七钱，水二盅煎一盅，入黄酒半盅，再煎一滚，取起，温服日进三次。

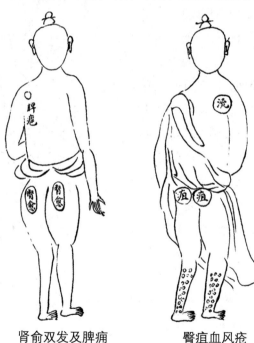

肾俞双发及脾痈　　　　臀疽血风疮

---

① 休：疑作"体"。

内托羌活汤

治臀痈肿痛。

羌活一钱，黄柏酒洗、防风、归尾、藁本、肉桂、连翘、甘草节、苍术制、陈皮各五分，黄芪盐水炒，一钱半。

上用水酒，各半煎服。

腐骨腿痈发

此证因时师用凉药之过也，时师不识，心盲志聋，安称明见，虽知为骨痛，而治之无法。又复投以凉药，烈以刀刃，则毒气滞，凉药触铁气，则愈附骨而不能愈矣。不然则人之骨，何以有痈，骨而成痈，非药所治，故名附骨疽。又名白虎飞尸，留连周期。展转数载，冷毒杇骨，出尽自愈。其不愈者，至终身有之。此皆失于初也。其骨腐者，多为副骨，尤或可痊。正骨腐，则终身废疾，故脓白而溃者，碎骨初脱，肉深难取。脓黄而溃

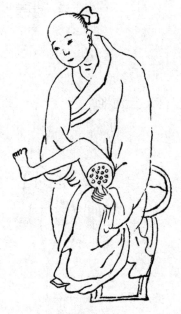

腐骨腿痈发

者，碎骨将出，肉浅可取，宜用利刀取之，详其后章，初只宜返魂汤，水酒各半煎服。敷药，宜于回阳玉龙膏。若稍缓，止用干

姜，肉桂、草乌各等分，研末，热酒调敷，则骨寒除而痛止，则气温和，而筋自伸，肉硬自消矣。如伤寒病流注，可加木蜡，其气能破积滞之气，消坚硬之肿，最妙，又不宜多，能解药性。

附骨痈，即腿痈，热在血分之极细。初觉，先以青皮、甘草节，后硬其热血，初腿肿以人参、黄连、茯苓各二钱，瓜蒌仁四十粒，分二贴，入竹沥一盏，热饮之。

治环跳穴痛不已

防生附骨痈，以苍术佐黄柏之辛，行以青皮，冬月加桂枝，夏月加条芩。体虚者加牛膝，以生甘草为使，大料煎入姜汁，带辣服之，病深者，恐术柏桂枝数十贴。发不动，加麻黄少许，又不动，恐痈将成矣。急烧红砖石，令患人赤体以被席围，将小便淋石取气熏蒸，汗出腠理开，气血舒畅而愈。

神仙活命饮

治痈疽，发背、脑后、发髭、发胁、疔毒、骑毒、肿、肚痈、腿痈、附骨痈疽、恶疮、恶漏、血块、气块、面目手足浮肿，随病加减，并治之。

金银花一两五钱，皂角刺一两，贝母去心、天花粉各四钱，当归尾、乳香、大黄各五钱，没药、木鳖子去壳、甘草、川山甲蛤粉炒黄色，去粉、赤芍各一钱，防风、白芷各二钱半，橘皮去白，一钱半。

上切片，每服五钱，水煎服。如老人及体虚者，加黄芪生用，五钱。如脏腑闭湿者，服九宝饮，量病上下服之。

九宝饮

治脏腑闭湿。

当归、白芷、甘草、瓜蒌、黄芩、生地、赤芍、熟地、川芎各等分。

上切片，每服五钱，水酒共一盅半，煎八分，看病上下服。

蟾蜍酒

治腿骨痛，曾验能止肿痛妙方。

蟾蜍三五只，剥去皮脏，生姜五片和匀。沙盘擂，烧酒一瓶和之。取起布滤去渣，温服，渣以苎叶包煨热敷患处，立止痛。

黄白解毒丸

治一切疮疽腿痛，解毒止痛，曾验。

黄蜡三两，雄黄一钱，研末，白矾四两，研末。

上先将黄蜡镕化，候良久，入二味，和匀，不停手搅，候少温，众手为丸，梧子大，每服十丸，渐加至二十丸，随证上下，白滚水送。如阴证，用酒下。若服金石发疽，另用白矾研末一两，作三五服，以酒调下，神效。

雷楔方 即紫金锭

治诸毒、疔疮、肿疮。

续随子五两，川乌头、甘草节各二两，蟾蜍、雄黄、白矾各一两，辰砂一两半，矾石、轻粉各五钱，冰片二钱，麝香二钱半，桔梗一两半，黄连一两三钱，白丁香三钱，巴豆四十九粒，去壳油心膜。

上共为末和匀，放乳钵内，入蟾酥、巴豆，再研匀蛇糊丸，或作锭子丸，如指头大阴干。如遇诸毒疮，用井花水，磨搽疮上，如干再搽，未成即消，已成即溃。此治诸疮，立验之方也。

痰核证

又名马刀疮，男妇并治。

此证因小儿患宿痰失道，痈肿见于颈项、臂膊、胸背等处。为之冷极，全在热药敷贴之功，留一口宜用全料回阳玉龙膏，敷贴痈头，疮必旁出，再作为佳。若疮红活热骤，则归于冲和膏为佳，切不可用凉药。内服药，则服荣卫返魂汤，内加桔梗、半夏、当归、肉桂等药，煎服。敷玉龙膏，但能回阳转红，拔毒作脓，极妙。若疮回红活即止，不可过药，则又用于冲和膏收功。乃痰注结核方。

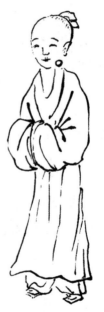

痰核证

马刀疮瘰疬证

此证凡结核在颈项，在手臂，在身上如栗子大，肿而不红。不痛不作脓者，多是痰注，不散而成疮。

神效柴胡通经汤

治马刀疮如神，亦治痰核。

柴胡、连翘、归尾、生甘草、黄芩炒、牛蒡子研、三棱炮、桔梗各三分，红花一分半，黄连炒五分，此味小儿不用。

上用水一盏，煎七分，小儿五分，随证上下服。马刀疮忌用苦药，泄大便上焦，病不宜泄也。

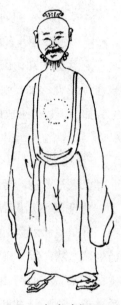

马刀疮瘰疬证

敷贴马刀疮肿痛处验方

此核消软微痛，饮乳难，饮食少进，是马刀疮也，切戒针灸。

海藻、海粉、南星、白矾、牙硝即火硝、连翘、玄参、甘草各等分。

上为末，用姜汁调为膏，敷患处，即内消散。

神效加味二陈汤

治大人、小儿，痰核马刀疮如神。

陈皮、半夏、茯苓、甘草、大黄_{酒微炒}、黄连_炒、连翘、桔梗、柴胡_{各等分}。

上切片，每服四钱，姜三片，水一盏，煎七分，随证上下服，内消。

南星膏

敷贴痰核并马刀疮。

南星_{生的极佳}，如无用干，不拘多少。研末以醋头和成膏，用姜汁尤效。先将银针轻轻挑破核皮，其气透，却用此膏敷上，如觉疼痒则频频换敷，百发百中。

柴胡连翘汤

治男妇小儿马刀疮如神。

归尾_{五分}，中桂_{一分}、牛蒡子_{炒研}、甘草、黄柏_{酒洗}、生地黄_{各一钱}，柴胡、黄芩_炒、知母_{去毛，酒洗}、连翘_{各一钱半}，瞿麦_{二钱}。

上切片，每服四钱，水一盏，煎七分，稍热服。

治痰核如神

陈皮、半夏、茯苓、甘草、南星_{火炮}、薄荷、牛蒡子_{炒研}、桔梗、赤芍、瓜蒌仁、白术、青皮、归尾_{酒洗}、升麻_{各等分}。

上切片，每服四钱，姜三片，水一盏半，煎八分服。

治瘿气在颈项

生必死，要戒断厚味勿食。

海藻—两，洗净，黄柏—两。忌甘草。

上为末，放于手中掌中，以舌舐之，津液咽下，待消三分之二，然后止药。

暇钳疗发

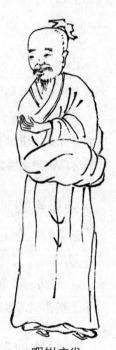

诸疗疮，盖疗疮初发以不变色，及不知疼痛，按之不动，嵌岭身发寒热，而便是疗疮，而疗多肿有气。疗有血疗，有小火疗，有蛇眼石疗，有雌雄疗，有烂疗，有刀斧疗，有红丝疗、兼精疗、子砚疗、麻子疗。诸般疗疮，急用黄药圈，此法最妙。

黄药方

圈诸疗疮。

腊月取猪胆—枚入雄黄、京墨、姜自然汁各等分，入胆内，悬当风处阴干。凡生疗疮取些些入烧酒调，以笔圈之，便不走黄，如疮势大热，用白滚水调圈，有冷热而施治。

暇钳疗发

——走黄疗发之上，便打一针，直到疮痛处便住，有血出无妨。用八仙蟾酥拔毒丸，取黄药入于疮口内，却用水沉膏贴之。

用神效万应膏贴亦可。如取黄，以疮红为度，四围肿，可以放针出血毒黄水。如是，走黄看血筋到何处，用金银针利断其血筋，立住，便不走黄。又先看黄走入何处，结成一块，便是黄，可于黄块上，放二三十针，候出血去毒气，即用黄药敷之，即毒去矣。若黄走左在右，走右在左，此证不治必死无疑。如黄块，放针无血出，即有血亦紫黑，亦难治必死。用针切忌铁针，或金银针，方可用得。

拔走黄药

疗疮有红筋一条，走上或走下。至心必死。

蟾酥二钱，干者酒化开，以面糊为丸，梧子大，可将一丸放舌上，即时黄出，不用针，至妙至妙。又治疗走黄，先针疮破。用蟾酥米大细入疮内，次用水澄膏，白及研末五分，置磁中内。水搅匀澄清，去水取底下末，以油纸或谷纸，摊贴患处。

治手足生疗疮

发汗即散。

白芷二钱，生姜一两。

上下沙盆，同捣烂，用暖热黄酒，随量调服，须热服，仍用被盖睡，出汗立散。

又急救方。

白菊花叶捣烂，取汁半茶盅，入黄酒半茶盅，顿热灌入口，即活。无叶用根薹可也。

一切发疗疮，宜服追疗夺命汤，即能内消，立效。又服飞龙夺命汤，亦可。后服化毒消肿托里散，所服诸药，俱要大汗出为度。

追疔夺命汤

治诸疔疮速服，立能内消。

羌活、独活、青皮多用、黄连、赤芍、细辛、甘草节、蟾腿、僵蚕炒、脚莲各等分，加荷叶、泽兰叶、金银花。

如有脓，加何首乌、白芷。

如在足，加木瓜。

要泻，加大黄、青木香、栀子、黑牵牛。

上切片，每服五钱，水煎服。

注：此书未见刊本，原为北平四大名医之首萧龙友先生所藏。

附 录

《青囊辑便》所引方书名称对应表

《急救》:《急救良方》

《寿世》:《寿世保元》

《集简》:《濒湖集简方》

《总录》:《总录方》

《千金》:《千金要方》《千金翼方》

《和济》:《和济方》

《纲目》:《本草纲目》

《圣惠》:《太平圣惠方》

《仁存》:《孙氏仁存方》《仁存秘方》

《良方》:《妇人良方》

《衍义》:《本草衍义》

《集元》:《集元方》

《奇妙》;《奇妙方》

《得效》:《世医得效方》

《济生》:《严氏济生方》《济生方》

《本事》:《普济本事方》《类证普济本事方》

《海上》:《奇效海上仙方秘本》,又名《孙真人海上方》

《食医心境》：又名《食医心鉴》

《肘后方》:《肘后备急方》

《圣济》:《圣济总录方》

《简便》:《简便方》

《摘元》:《摘元方》

《集验》:《洪氏集验方》

《儒门》:《儒门事亲》

《张文仲方》:《张文仲方》

《十药神书》:《十药神书》

《百一选方》:《百一选方》

《金匮玉函》:《金匮玉函经》

《活人心统》:《活人心统》

《经验》:《经验良方全集》

《孙氏》:《孙氏方》

《医学集成》:《医学集成》

《直指》:《仁斋直指方》

《广利》:《真元广利方》

《保命集方》:《保命集方》

《简要济众》:《简要济众方》

《图经本草》:《图经本草》

《胜金方》:《胜金方》

《苏颂》:《苏颂集》

《宝鉴》:《东医宝鉴》

《易简》:《易简新编》

《道藏》:《道藏举要》

《丹溪》:《丹溪心法》》

《纂要》:《医林纂要》

《积善堂方》:《万氏积善堂集验方》

《外台》:《外台秘要方》

《瑞竹堂方》:《瑞竹堂经验方》

《邓笔峰方》:《邓笔峰杂兴方》

《摄生》:《摄生众妙方》

《指南》:《指南方》

《深师》:《深师方》

《周义扶方》:《周义扶方》

《医说》:《医说》

《删繁方》:《删繁方》

《集元》:《集元方》

《药性》:《医方药性》

《秘韫》:《乾坤秘韫》

《藏器》:《陈藏器方》

《槌法》:《伤寒杀车槌法》

《济世》:《严氏济世方》

《食疗》:《食疗本草》

《保寿堂方》:《保寿堂活人经验方》

《必效》:《必效方》

《日华》:《日华子诸家本草》或《日华本草》

《手集》:《兵部手集方》

《正传》:《医学正传》

《斗门》:《斗门秘传方》

《邵真人方》:《邵真人经验方》

《生生》:《生生编方》

后　记

古老的中医药学，历千年而弦歌不辍。我们浩如烟海的中医药古籍，便是其根本载体。屠呦呦先生因《肘后备急方》中"青蒿一握，以水两升，渍，绞取汁，尽服之"记述的启发，通过低温萃取的方法，得到了青蒿素的正确获取方法。

在这里，我们不得不重温伟人那句"中国医药学是一个伟大宝库"的英明论断！当然，伟人后边还有两句："应当努力发掘，加以提高！"历时两年余，本书也即将付梓，客观地讲，这只是在"努力发掘"思想指导下所做的一点微薄工作，而"加以提高"的工作还有待贤达之士去完成。我们的初心便是让这本书为广大中医药科技工作者的研究工作提供些许思路或途径。

就中医药古籍整理出版而言，业界共识在尽可能做到原文准确的基础上最大程度地为读者展现中医药古籍的原貌。如《青囊辑便·女科·临产》中有这样一则记载："桃仁一个，劈开，一片书'可'字，一片书'出'字，吞即生。"今天读来，难免认为古人过于荒诞。不过从另外角度来认识，囿于当时的环境与卫生条件所限，用此种方法也许有古人心理暗示或祝由的含义在其中，因而书中并未将此则删去，予以原样保留。儿科痘疹方面的记述，书中亦不少，而随着现代医学的发展，痘疹类疾病已呈零星散发之态。但是，就文献角度而言，还是很有必要保留相关内容，以便学者学习了解及深入研究。"人之所病病疾多，医之所病病道少。"从临床角度出发，这些都是古人的医疗实践智慧与经验，特原文收载，以备不时之需。

古人云：智者千虑，必有一失！编者自度学识有限，积淀浅薄，离"智者"之阶尚远。因而，本书在编校过程中难免错讹，敬祈贤明指摘缺漏，以便编者改进。

感谢本书相关课题项目甘肃省中医药科研课题（GZK-2017-1）和甘肃中医药大学敦煌医学与转化教育部重点实验室开放基金项目（DHYX17-04）对本书出版的支持！

本书编校过程中，承蒙甘肃中医药大学资深研究馆员、甘肃省文史馆馆员张绍重先生经眼斧正并赐赠序言，令晚辈后学受益匪浅；甘肃中医药大学著名教授、甘肃省名中医贾斌先生在医学术语方面多有指点，特别是对书中生僻药名的辨识，居功甚大。二位先生严谨的治学态度更是编者学习的榜样！

另外，甘肃中医药大学2015级针灸推拿专业本科生谈守香，兰州大学历史文献学博士马振颖对本书的顺利出版，多有襄助，在此谨表感谢！

翔云殷世鹏识于己亥仲秋古金城